国家癌症中心肿瘤专家答疑丛书

应对乳腺癌
专家谈
（第2版）

主 编 徐兵河

中国协和医科大学出版社
北 京

图书在版编目（CIP）数据

应对乳腺癌专家谈 / 徐兵河主编. -- 2版. -- 北京：中国协和医科大学出版社, 2024.6

（国家癌症中心肿瘤专家答疑丛书）

ISBN 978-7-5679-2414-7

Ⅰ.①应… Ⅱ.①徐… Ⅲ.①乳腺癌－诊疗 Ⅳ.①R737.9

中国国家版本馆CIP数据核字（2024）第092514号

主　　编	徐兵河
责任编辑	沈冰冰
封面设计	邱晓俐
责任校对	张　麓
责任印制	黄艳霞
出版发行	**中国协和医科大学出版社**

（北京市东城区东单三条9号　邮编100730　电话010-65260431）

网　　址	www.pumcp.com
印　　刷	北京天恒嘉业印刷有限公司
开　　本	710mm×1000mm　1/16
印　　张	17.75
字　　数	210千字
版　　次	2024年6月第2版
印　　次	2024年6月第1次印刷
定　　价	69.00元

癌症是严重威胁人类健康的疾病。预防癌症、战胜癌症是医疗卫生机构和专家学者的使命与责任，也是广大人民群众特别是癌症患者和家属的希望与期盼。

2013年，为了科普宣传癌症防治知识，提高社会公众癌症防治意识，更主要的是帮助癌症患者和家属答疑解惑，我们编写了"国家癌症中心肿瘤专家答疑丛书"（以下简称"丛书"）。希望这套书能在预防、治疗、护理和康复上给予患者专业性的指导，以此帮助患者及其家属以科学的态度勇敢地面对疾病，与医务工作者共同努力战胜疾病。

丛书出版之后，受到了广大读者的欢迎。10多年来，癌症防治工作已经取得了长足进步，尤其是在一些肿瘤的临床治疗手段以及肿瘤照护方法等方面都有了新的进展，我们也不断收到读者、患者和家属的积极反馈，希望能不断更新癌症防治知识。

为此，丛书编委会决定对丛书进行修订。对丛书中涉及的诊断、治疗、营养、用药、康复知识进行了全面的更新迭代，力争站在科学最前沿，保证肿瘤防治知识的专业性、科学性和权威性。同时在文字表述上继续采用更加通俗易懂的语言，让大众更容易读懂和接受。

癌症防治任重道远。希望丛书能够帮助患者和家属更好地应对癌症，熟悉治疗和康复的每一个环节，全方位地为患者提供一份有益的指南和支持，增加患者战胜疾病的信心，从而能够更从容地重建生活、融入社会。

我们相信，随着医学科技不断进步，治疗手段不断创新，在不久的将来，癌症防治水平将得到更大的提升，健康中国的宏伟蓝图一定能够实现。

丛书编委会

2024 年 3 月

从全球发达国家癌症的发病规律中，我们看到癌症的发病率在一定阶段随经济的快速发展而呈增长趋势。在社会、人们给予普遍重视并采取相应措施之后，发病状况将逐渐趋缓。人类在攻克癌症的科学探索中取得的每一点进步，都将对降低癌症的发病率、提高癌症的治愈率起到不可低估的作用。我国目前正处在癌症的高发阶段，我们常常听到、看到以及周围的同事、亲友都有癌症发生，癌症离我们越来越近，癌症就在我们身边。癌症究竟是怎么回事，怎样才能减少患癌症的风险，得了癌症怎么办……这些都是癌症患者、家属乃至大众问得最多的问题。为了帮助大家解除疑惑，了解更多相关知识，在癌症的治疗、康复和预防上给予专业性的指导，我们编写了这套丛书，希望能够协助患者、家属正确面对癌症，以科学的态度勇敢地与医务工作者共同战胜疾病。

"国家癌症中心肿瘤专家答疑丛书"（以下简称"丛书"）包括肺癌、胃癌、结直肠癌、肝癌、食管癌、膀胱癌、胰腺癌、淋巴瘤、肾癌、乳腺癌、宫颈癌、卵巢癌、鼻咽癌、下咽癌、喉癌、甲状腺癌、脑瘤、骨与软组织肿瘤等18种常见癌症，分为18个分册，方便读者选读。丛书以癌症的诊断、治疗、预防和康复为主线，介绍了癌症的临床表现、诊断、治疗方法、复查、预防与查体、心理调节以及认识癌症、病因的探究、如何就诊等相关内容。书后附有治疗癌症的案例供读者参考。书中内容均为当前在癌症预防、诊断、治疗、科研中的最新成果。例如，对一些癌症目前正在探索中的方法进行了客观的介绍；对于癌症的发生原因，也尽量将复杂的专业问题以简洁的语言呈现给读者。书中的观点、方法均以科学研究与临床实践为依据，严谨准确，坚决杜绝用伪科学引导、误导读者，帮助患者适时地选择治疗方法正确就医、康复。丛书中应读者需要还纳入了有关营养饮食、心理调节内容，在癌症的治疗康复中扩大了医疗之外的视野，提示患者和家属应更加关注合理的饮食和心理调节的重要性。为了更加贴近患者和家属，丛书采取了问答形式，读者找到问题便可以得到答案，方便读者使用。书后的"名家谈肿瘤"，是本书的另一特色，这些权威实用的科普内容，是专家们多年科学研究的成果和临床诊疗经验的总结，是奉献给读者的科普精粹。

丛书各册的主编都是长期工作在临床一线的医生，参加丛书撰写的作者都是活跃在本专业领域的中青年专家、业务骨干。部分资深专家也加入到编者行列，为了帮助癌症患者，普及科学知识，大家聚集在一起，在繁忙的临床科研教学工作中挤出时间撰写书稿。有的分册在编写前还向患者征集问题或将初稿送患者阅读修改。每本分册都是专家与读者的真诚对话，真心交流，字里行间流露出专家对读者的一片热忱、一份爱心。丛书的编写覆盖了肿瘤内科、外科、麻醉、诊断、放疗、病理、检验、药理、营养、护理、肿瘤病因、免疫、流行病学等肿瘤临床、肿瘤基础领域的专业知识，参编专家100余人。有些专家特为本书撰写的稿件已经可以自成一册，因为篇幅所限，只摘取了其中少部分内容。大家都有一个共同的心愿：为读者提供最好的读物。我们邀请肿瘤知名专家陆士新、孙燕、程书钧、黄国俊、屠规益、殷蔚伯、储大同、唐平章、赵平为丛书撰稿，他们都欣然同意，在百忙中很快将稿件完成。丛书是参与编辑人员集体的奉献。在书稿的编写出版过程中还有很多令人感动的故事，点点滴滴都体现了专家们从事医学科学的职业追求和职业品格，令人敬佩，值得学习。在此，对参加丛书撰写的专家、学者及所有人员表示衷心的感谢！还要特别感谢原中国科普研究所所长袁正光教授，从另一角度补上了癌症患者应如何对待死亡一页，为我们能够正视死亡、坦然面对死亡揭开了一层面纱。策划编辑张平同志，在18本丛书的组稿、修改、协调、联络全过程中发挥了中心作用，做出了重要贡献，在此对她表示感谢！

丛书作为科普读物还存在着许多不足，由于专家们希望为读者提供更多的专业知识，书中的内容、用语仍然偏专业些，为此在每册书的最后都列出了一些专业名词解释，有助于读者进一步学习相关专业知识，提高科学认知。

最后，希望丛书能够给予读者更多的帮助。患者在这里可以找到攻克癌症的同盟军，我们将共同努力，为战胜疾病、恢复健康而奋斗。作为科普读物，本书还有诸多不足，请广大读者给予指正。

丛书编委会

2013 年 10 月

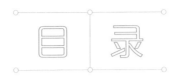

目录

一、临床表现篇

二、诊断篇

（二）乳腺癌的病理诊断   014

（三）乳腺癌的影像学诊断   019

三、治疗篇

(四) 内科治疗 077

（七）中医治疗　　　　　　　　　　　　　　131

（八）正在探讨的其他治疗方法　　　　　133

四、复查与预后篇

五、心理调节篇

六、预防与体检篇

七、乳腺癌知识篇

八、肿瘤病因探究篇

九、名家谈肿瘤

一、临床表现篇

1. 乳腺癌的典型临床表现有哪些？

（1）乳房肿块：是乳腺癌最常见的表现。

（2）乳头改变：乳头溢液多为良性改变，但对50岁以上、有单侧乳头溢液者应警惕发生乳腺癌的可能性；乳头凹陷；乳头瘙痒、脱屑、糜烂、溃疡、结痂等湿疹样改变常为乳腺佩吉特病（Paget病）的临床表现。

（3）乳房皮肤及轮廓改变：肿瘤侵犯乳腺的悬韧带，可形成"酒窝征"；肿瘤细胞堵塞皮下毛细淋巴管，造成皮肤水肿，而毛囊处凹陷形成"橘皮征"；当皮肤广泛受侵时，可在表皮形成多数坚硬小结节或小条索，甚至融合成片，如病变延伸至背部和对侧胸壁可限制呼吸，形成铠甲状癌；炎性乳腺癌会出现乳房明显增大，皮肤充血红肿、局部皮肤温度增高。另外，晚期乳腺癌会出现皮肤破溃形成癌性溃疡。

（4）淋巴结肿大：同侧腋窝淋巴结可肿大，晚期乳腺癌可向对侧腋窝淋巴结转移引起肿大。另外，有些情况下还可触到同侧和/或对侧锁骨上肿大的淋巴结。

2. 乳腺癌为什么会有"酒窝征"和"橘皮征"的表现？

我们知道，有的人在笑的时候，颊部会出现两个漂亮的酒窝。但是如果出现在乳房肿块的表面，那就要引起高度警惕。因为乳腺是由许多腺体小叶组成，而小叶与小叶之间是由韧带（称为悬韧带）相互连接并固定于胸壁。正常情况下，它是有一定伸缩性的，如果受到侵犯，就会失去弹性，推动乳房组织时就会牵动其所连接的皮下组织而表现为"酒窝征"，"酒窝征"是乳腺癌的表现之一。患病后，当乳腺皮下的淋巴管被癌细胞堵塞而引起乳腺淋巴液回流障碍时，乳腺的皮肤出现水肿，因毛囊处的皮肤和皮下组织紧密相连，离毛囊远的皮肤水肿较高，毛囊周围的皮肤水肿较低，毛囊形成小凹陷，乳腺皮肤出现像橘子皮样的外观，临床上称为"橘皮征"，说明癌细胞已经侵犯到乳腺皮下的淋巴管。

3. 乳头瘙痒、湿疹样改变需要警惕吗？

需要警惕。50岁以上患者，乳头瘙痒，同侧乳房发生皮损，乳头溢液甚至乳头凹陷，病情发展缓慢，暂时好转后又复发，对症治疗无效者，应考虑乳腺 Paget 病。乳腺 Paget 病表现为乳头结痂、溃疡性糜烂或乳头排泄物，往往看上去是良性，以致患者忽视及诊断延迟。确切的诊断由乳头活检[1]作出，但是乳头排泄物细胞涂片一般已足够，半数以上的患者在诊断时可摸到乳腺内肿块。其可能为浸润癌（浸润至皮肤以下组织的癌肿）或原位癌（非常高危的癌前病变）。乳腺 Paget 病标准的处理方式与其他类型乳腺癌完全相同，预后[2]取决于是否浸润、肿瘤的大小与有无组织学的淋巴结受累。经乳头有限切除及一些周围正常组织的切除而治疗成功的患者很少。本病通常发生于中年以上女性，40～60岁多见，在40岁以内者少见。

1　活检：全称活体组织检查，指应诊断、治疗的需要，从患者体内切取、钳取或穿刺等取出病变组织，进行病理学检查的技术。

2　预后：预测疾病的可能病程和结局，只是医生依据某种疾病的一般规律推断的一种可能性，这种可能性通常指患者群体而不是个人。

4. 乳腺癌早期有哪些表现？

乳腺肿块：乳腺癌的主要表现是乳房上长有肿块，这往往是乳腺癌的早期症状。大多数患者无疼痛感，肿块边界不清或为不规则形。早期癌组织没有浸润，肿块尚可以移动。因乳腺癌的肿块在很多方面都与乳腺良性肿瘤十分相似，故单凭触及肿块确定它的性质是不确切的，必须到医院检查。随着肿块渐渐增大，与肿块相连的皮肤会出现凹陷，乳头也会下陷。

单侧乳头溢液：非哺乳期的妇女，忽然出现乳头流水（血样、水样液体），应予注意，如果能取乳头分泌物做病理检查，有时可以发现癌细胞。

5. 乳腺癌能早期发现吗？

乳腺癌早期常无明显的临床症状，或仅表现为轻微的乳房疼痛，性质多为钝痛或隐痛，少数为针刺样痛，常呈间歇性且局限于病变处，疼痛不随月经周期而变化。乳房肿块常是促使患者就诊的主要症状，一般单侧乳房的单发肿块较常见，偶见2～3个，80%以上为患者自己偶然发现，只有一小部分是查体时被医生发现。其他早期警告信号有乳头溢液、乳头凹陷、乳房形状和大小改变、皮肤凹陷（酒窝征）、外表改变（橘皮征）、腋窝肿胀或肿块等。如果出现这些早期警告信号，应及时到医院就诊，可以发现大部分早期乳腺癌。

　　另外，应用影像学检查对无症状人群进行筛查（普查）[1]，也可以早期发现乳腺癌。影像学检查可以在临床出现症状以前发现乳腺异常、发现临床还不能触及肿块的乳腺癌。

1　筛查：通过询问、查体、实验室检查和影像学检查等方法对"健康人"针对某种或某些疾病有目的进行的检查，是早期发现癌症和癌前病变的重要途径。

二、诊断篇

（一）乳腺癌的早期诊断和筛查

6. 乳腺癌早期诊断有什么意义？

目前，全世界每年约有120万妇女患乳腺癌，有50万妇女死于乳腺癌。因此，如何有效地控制其发生和发展已成为当务之急。我们通常用5年或10年无病生存率来表示癌症的治疗效果（即在治疗后5年或10年仍没有发现肿瘤的复发或转移）。有资料表明，Ⅰ期（指确诊时，肿瘤直径不超过2cm，且无腋窝淋巴结转移及远处转移）乳腺癌的10年无病生存率大于80%，其中，肿瘤直径＜1cm者10年无病生存率＞90%。另有研究发现，对微小乳腺癌患者施行改良根治术后，其5年无病生存率为98%，10年无病生存率为95%。国内有研究表明，直径＜1cm的微小乳癌在浸润以前的治愈率（20年生存率）一般可达90%左右；而一般乳腺癌无淋巴结转移时，5年生存率约为85%，10年生存率约为75%；有淋巴结转移时，则5年生存率约为50%，10年生存率约为40%。由此可见，提高乳腺癌的早期诊断准确率可大大减少转移性乳癌的出现，降低病死率，意义十分重大。

7. 如何通过自我检查早期发现乳腺癌？

乳房自我检查是一种简单有效的方法，临床上有很多乳腺癌患者是自我检查发现的。每个月，如月经过后7～10天，这时候乳房的腺体比较松软，无胀痛，适合做乳房的自我检查。没有月经的人，每个月找固定的一天。面对镜子，五指伸直、并拢，用掌面放在乳房上，左手可以检查右侧、右手可以检查左侧，按照顺时针或逆时针的方向检查全部乳房，注意不要遗漏，包括乳头、乳晕，需要注意的是不要把乳房捏起来。

自查时按图1顺序进行。①乳房外形：面对镜子站立，上肢放松自然下垂，观察以下情况：左右乳房的形态和大小是否有变化、乳房是否有小的凹陷或变形、乳头是否有内陷或糜烂。②乳腺肿块：坐位

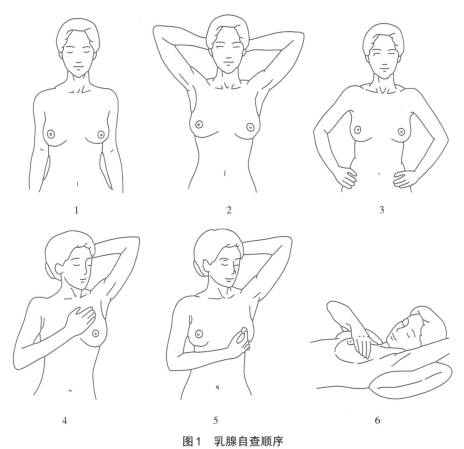

1   2   3

4   5   6

图1　乳腺自查顺序

注：1～3.对镜目测乳房外形；4.站立位自查；5.检查乳头溢液；6.卧位自查。

或仰卧，五指并拢用手指掌面及手掌前半部分平放于乳房上触摸，检查乳房内有无肿块及压痛，肿块的大小、形状、质地、表面状态、活动度、边界是否清楚。③腋窝淋巴结：站立位，伸直右手指放在左腋下，用指尖检查是否有肿大淋巴结；同样方法检查右腋下是否有肿大淋巴结。④乳头是否有分泌物溢出：轻轻抓住乳头，看是否能挤出血性或浆液性分泌物。如发现乳房肿块、乳头溢液、乳头凹陷，应到专科医院请专业医生通过体检、乳房B超和X线检查，必要时手术活检，来确定是否患有乳腺癌。

8. 什么是早期乳腺癌？

早期乳腺癌划分有两种标准。一种包括：①乳腺小叶原位癌和导管原位癌。②直径＜5mm的小浸润癌（亚临床癌）。③直径＜1cm，局部活动度大，无腋下淋巴结肿大的癌等归为早期乳腺癌。但也有人提出应包括：①腋下淋巴结无癌转移。②原发癌为非特殊型癌，只要其直径＜1cm；或原发癌为特殊型（如乳腺黏液腺癌），只要其直径＜3cm者，均归为早期癌。

9. 什么是乳腺癌筛查？

应用一些检查手段对无症状人群进行检查，以达到病变早期发现、早期诊断、早期治疗的目的。通过有组织的乳腺癌筛查，可以早期发现乳腺癌，乳腺癌的预后与诊断时的期别明显相关，期别越早，预后越好。有效的筛查可以降低乳腺癌的病死率。

10. 我国筛查乳腺癌常用哪些方法?

筛查方法要求简便易行、经济有效。乳腺癌筛查的方法主要有临床触诊、乳腺X线检查及超声等。国外公认的乳腺癌筛查方法是乳腺X线摄影。有大量研究证明,通过有组织的以乳腺X线摄影为主要检查手段的乳腺癌筛查能够降低50岁以上女性的乳腺癌病死率。鉴于我国国情及亚洲女性乳腺腺体致密等特点,我国有组织的乳腺癌筛查常用影像学方法为超声检查,一般35岁以后每年进行1次检查。乳腺X线摄影一般推荐用于40岁以上女性,对于一般人群的筛查可以在临床体检及超声的基础上,每2~3年进行1次乳腺X线检查,高危人群每年进行1次检查。

11. 乳腺癌有哪些简便易行的诊断方法?

重视查体,才能早发现、早治疗。女性自20岁开始就应定期到医院做乳腺体检。另外,乳腺X线(乳腺钼靶照相)、超声或近红外线扫描、磁共振成像(MRI)等检查均为临床较常用的检查手段。具体适宜人群详见预防与体检篇。

12. 什么是乳管镜检查?

乳管镜又称电子乳腺纤维内镜,目前已经取代乳管造影,成为乳头溢液病因诊断的首选手段。乳管镜操作方便、创伤小、直观,有效地提高了乳管内隆起性病变的诊断率,同时也可用于良性乳管病变的治疗。

13. 乳管镜检查有什么作用？适合哪些人群？

通过乳管镜检查可以清晰地观察乳腺导管壁及管腔分泌物的情况，如有占位性病变可描述其色泽、大小、形状、光滑程度等。乳腺导管癌、导管内乳头状瘤、导管炎症分别有特征性的乳管镜下表现，因而可据此作出诊断。乳管镜的其他作用包括可以在乳管镜引导下进行病灶的活检，以获得病理确诊；对病灶进行体表皮肤的标记或通过乳管镜下置定位导丝而为手术准确定位；通过乳管镜治疗乳管内良性疾病。乳管镜检查的适宜人群：各种颜色的乳头溢液，尤其是血性溢液，乳管内肿瘤性病变的发生率超过90%；无色溢液及黄色溢液，也有半数以上为乳管内肿瘤性病变。此外，白色溢液亦有部分病例为乳管内肿物所致。乳管内肿瘤均需要手术治疗。

14. 哪些患者需要做乳腺细胞学或组织病理学检查？

当患者乳腺有明确肿物，查体及影像学检查提示恶性时，需要进一步的细针或粗针穿刺，抽取肿物内少量细胞或组织进行细胞学或组织病理学诊断来明确病变性质。

15. 乳腺纤维腺瘤会发展成乳腺癌吗？

乳腺纤维腺瘤包括两种组织成分——导管上皮和纤维化间质。当导管上皮发生恶性变时，称其为癌在纤维腺瘤中。当然，这是一种很少见的情况，一般情况下乳腺纤维腺瘤不会发展为乳腺癌。通常，如果在病理检查时发现患者的乳腺纤维腺瘤存在明显的导管上皮增生，甚至出现不典型增生，医生均会在报告中注明建议随诊。此时，需要患者与临床医生配合，进行定期的术后随诊，以便发现早期的病灶。

16. 什么是乳腺原位癌？

乳腺原位癌是一种癌前状态，指肿瘤性上皮细胞明显增生，伴有不同程度的异型性，增生的肿瘤性上皮细胞未突破基底膜，因而无间质浸润，包括导管原位癌和小叶原位癌两种主要病理类型，有时还可出现导管原位癌和小叶原位癌共存的情况。乳腺原位癌可有不同的生长方式，如筛状、乳头、微乳头及实体型等，依据生长方式不同结合细胞形态可分为不同的亚型。乳腺原位癌是一种高度异质性的疾病，各型别发生浸润性癌的风险存在明显的差异，中国人中以导管原位癌常见，而小叶原位癌的发生比例较低。

17. 乳腺浸润癌是指癌症已经转移了吗？

乳腺浸润癌是一种肿瘤性上皮细胞已突破基底膜向周围组织生长的癌，主要包括非特殊型浸润性癌和浸润性小叶癌两大主要病理类型，前者既往被称为浸润性导管癌。其他还包括浸润性筛状癌、小管癌、黏液癌、髓样癌、分泌性癌、腺样囊性癌等。乳腺浸润癌存在转移的风险，但不是所有的乳腺浸润癌都会发生转移。早期的乳腺浸润癌可以只局限于乳腺，而未发生腋窝淋巴结转移。

（二）乳腺癌的病理诊断

18. 乳腺癌病理诊断的必要性和重要性有哪些？

病理诊断是恶性肿瘤诊断的最权威依据，也能给后续手术、化疗、放疗等治疗措施和手段的合理选择、安排提供保证。因此，对临床或影像学怀疑乳腺癌的患者，做进一步的有创穿刺检查来明确病理诊断十分必要。

19. 什么是乳腺癌的病理分级？

乳腺癌的病理级别指乳腺癌组织与正常乳腺组织在组织结构和细胞形态上差异的程度。病理分级越高、分化越差，在显微镜下观察肿瘤组织与正常乳腺组织差异越大；反之，病理分级越低、分化越好，在显微镜下观察肿瘤组织与正常乳腺组织差异越小。现行的病理分级体系依据腺管形成的比例、瘤细胞与正常细胞相比的差异程度以及核分裂计数3个指标综合评分进行判定，Ⅰ级表示低分级、高分化肿瘤；Ⅱ、Ⅲ级表示高分级、低分化肿瘤，其中Ⅱ级的分化程度较Ⅲ级好。

20. 病理报告中ER、PR是什么意思?

ER指雌激素受体,PR指孕激素受体。二者与乳腺癌内分泌治疗的疗效密切相关。乳腺癌的发生和发展与体内雌激素密切相关。乳腺发生癌变后,一部分肿瘤细胞能够依赖雌激素的刺激生长和增殖。乳腺癌细胞表面的雌、孕激素受体越多,肿瘤受雌激素或孕激素的影响越大。同样道理,医生通过调控雌孕激素或者减少激素与受体相互作用的方式治疗乳腺癌(即内分泌治疗)的效果越好。

21. HER-2是什么? 如何检测?

HER-2(C-erbB2)的中文名称是人表皮生长因子受体-2,目前用于检测HER-2的主要方法有免疫组织化学法(IHC)和荧光原位杂交法(FISH),二者各有优缺点。

IHC是指免疫组织化学染色,是检测HER-2蛋白表达情况的方法;FISH指荧光原位杂交,是检测HER-2基因扩增状态的方法。二者有很好的相关性。通常IHC染色HER-2蛋白表达呈"＋＋＋"的病例,绝大多数存在HER-2基因的扩增,这类患者可以用靶向治疗。鉴于FISH检测费用高且时间较IHC长,通常先行IHC检测进行初筛,对HER-2蛋白表达呈"＋＋"的病例,进一步行FISH检测HER-2基因的扩增状态。简单地说,FISH与IHC的区别就如同亲子鉴定:父子俩长得很像,指的是表型像,是用IHC(免疫组化)方法检测的;父子俩的亲子鉴定是用基因方法检测的,即FISH法。

22. 为什么需要重复检测HER-2？

HER-2的检测结果受很多因素的影响，如标本固定、取材等。另外，由于各医疗机构的检测水平存在一定差异，也可能导致结果不一致。再者，即使同一个患者，不同部位的肿瘤标本检测出的HER-2可能也有差异，尤其当肿瘤发生转移时，其HER-2结果可能会发生改变，得到和原发肿瘤不同的检测结果。因此，很多情况下重复检测HER-2是很必要的，可能给患者带来新的治疗机会和生存机会。

23. 同一张病理切片，不同医院的病理会诊结果会不一样吗？

不同医院的病理会诊结果会存在一定的差异。病理学是一个看图识字的学科，同一张图，不同的人从不同的角度来看有可能会得出不同的结果。虽然会诊结果会有一定的差异，但同一医院的病理科和临床各科室医生在长期的合作中达成了默契，这种差异多数情况下并不会对患者的治疗造成重大的影响。患者应正确对待此种差异，如对差异有疑问，可以与自己的主治医生讨论病理会诊结果对自身治疗的影响。

24. 手术后的病理切片会诊，患者需要做哪些准备？

手术后患者如想去另外一家医院进行进一步治疗，需要对手术病理切片进行会诊。会诊前应做好准备：①此次手术的病历资料，如术前查体情况、影像学检查情况、实验室检查情况、手术所见等。②手术标本的病理切片和原病理诊断报告。③如果不是在同一家医院就诊，最好携带相应肿瘤组织蜡块或未染色的切片，以供做免疫组织化学染色等辅助诊断时的需要。

25. 乳腺癌转移灶切除后为什么和前次原发肿瘤切除的病理诊断不一样？

乳腺癌是一种高度异质性的疾病，这种异质性一方面表现为同一种病理类型的两个患者其临床经过存在明显差异；另一方面表现为同一患者肿瘤内部存在不同生物学特性的肿瘤细胞群，有的细胞群易发生转移，有的细胞群不易发生转移，有时会造成乳腺癌转移灶和原发灶病理形态的差异。因此，当乳腺癌切除多年后的病例再次出现病灶时，病理医生常需要患者提供原乳腺癌手术切片进行重新阅片，进行形态对比，它是判断此类新病灶是否是转移灶的重要参考依据。一旦确诊为乳腺癌转移灶，在条件允许的情况下，应对转移灶重复ER、PR、HER-2及Ki-67等分子标志物进行检测，供临床医生选择治疗方案时参考。

26. 什么是三阴性乳腺癌？

三阴性乳腺癌是一种ER、PR和HER-2均呈阴性的乳腺癌。三阴性乳腺癌与其他类型的乳腺癌（ER、PR、HER-2任一个或多个因子阳性）存在明显的组织形态和临床经过的差异。就组织学表现而言，三阴性乳腺癌病理分级通常较高，常可见坏死等。但三阴性乳腺癌并不是预后差的乳腺癌的代名词，一些进展缓慢特殊类型的乳腺癌，如腺样囊性癌、大汗腺癌等也可表现为三阴性乳腺癌。

27. 什么是乳腺癌的病理分期？

乳腺癌的病理分期指手术切除标本后，依据病理报告所提供的肿瘤大小、淋巴结转移等信息进行的分期。原发肿瘤的病理分期同临床分期，需要注意的是肿瘤大小的病理分期是依据浸润癌成分进行分期，当肿瘤以原位癌为主时，病理分期只依据浸润癌的大小。淋巴结分期是依据淋巴结转移的有无及转移的数目进行分期，没有转移归为 N_0，$1 \sim 3$ 枚淋巴结转移归为 N_1，$4 \sim 9$ 枚淋巴结转移归为 N_2，10 枚及以上淋巴结转移归为 N_3。上述淋巴结分期主要针对腋窝淋巴结，一些特殊部位的淋巴结，其分期原则与上述不同，如对病理报告中的淋巴结分期有疑问，请与主治医生或病理报告主诊医生联系确认相关内容。远处转移的标准与临床分期相关。

28. 为什么乳腺肿瘤术前 B 超报告的大小和术后病理报告的肿瘤大小不一致？

乳腺肿瘤术前 B 超报告的大小和术后病理报告的大小有时会存在明显的差异，前者是依据影像所见测量的大小报告，而后者则是依据切除标本中肿物实际测量的大小报告。B 超测量的肿物需隔着皮肤及皮下的软组织，会对肿物大小的测量产生影响。这一差异有时会造成术前临床分期和术后病理分期的差异。然而术后的辅助治疗以术后病理分期为参考依据，这一差异不会对术后辅助治疗产生重要影响。

29. 肿瘤细胞的分化程度与恶性程度有什么关系？

病理学应用肿瘤分化的概念一般是用以表述肿瘤细胞趋向成熟的程度。肿瘤细胞与正常细胞的形态越相近，提示肿瘤的分化比较成熟，通常表述为"高分化"，或称"分化好"。临床上大多数形态学分化好的肿瘤，恶性程度低；大多数形态分化差的肿瘤，恶性程度高。在病理诊断中常看到的"高分化"是分化好的同义词，而"低分化"是分化差的同义词。

30. 什么是病理分级？有什么临床意义？

病理学应用肿瘤的分级表述肿瘤的分化程度，采用三级方式表述：目前多数应用高分化、中分化、低分化表述，也有些肿瘤应用1级、2级、3级表述。高分级（3级）是低分化的同义词，低分级（1级）是高分化的同义词。临床上多数肿瘤符合分级越高、分化越差、恶性度越高、预后越差的规律。

（三）乳腺癌的影像学诊断

31. 有哪些简便易行的方法可以诊断乳腺癌？

目前，乳腺癌的诊断方法主要包括临床触诊、影像学检查、细胞学或粗针穿刺病理检查等方法。临床触诊主要依靠医生的手诊，其优点是能发现大部分的中晚期乳腺癌、乳头溢液、肿大的腋窝淋巴结及锁骨上淋巴结，乳房触诊对于乳腺X线筛查间期发现的乳腺癌有一定意义；缺点是对于乳房腺体丰满的女性、深部组织肿物容易漏诊；乳房触诊准确率的高低有赖于医生的临床经验。影像学检查是诊断乳腺癌最重要的检查方法，可以发现临床触诊阴性的早期乳腺癌；对于有临床症状的患者可通过影像学检查了解病变特征，并进行良、恶性鉴别；对已诊断为乳腺癌的患者进行准确分期，并用于治疗后随诊；还可通过影像学表现与其他临床指标对照，以显示肿瘤的生物学行为。常用的检查方法为乳腺X线摄影和超声，目前乳腺磁共振成像（MRI）的临床应用也十分广泛。

对于临床及影像可疑恶性的病变，应行穿刺活检明确诊断，包括细胞学及组织条穿刺活检。

32. 什么是乳腺钼靶检查？

乳腺钼靶检查即乳腺X线摄影。乳腺X线摄影所产生的X线是低能量X线，以此来扩大乳腺软组织之间的吸收差异，增强影像对比。这种低能量X线由钼靶或钼铑双靶X线管产生，故又称为乳腺钼靶检查。乳腺X线摄影可以反映正常腺体、脂肪组织以及乳腺肿块的不同密度，可以发现临床触诊阴性的乳腺癌，是发现乳腺内钙化最敏感的检查方法。

33. 什么时候需要做乳腺X线摄影检查？

乳腺X线摄影主要有两种用途：乳腺癌筛查和乳腺癌临床诊断。

前者用于临床无症状人群的筛查，适合人群是40岁及以上无自觉症状的妇女；后者为临床有症状人群的进一步检查，包括触及乳腺肿块、出现异常乳头溢液、局部皮肤异常以及疼痛或肿胀等。妊娠的受检者不主张行乳腺X线摄影进行筛查。

34. 乳腺X线检查前需要做什么准备？

乳腺X线检查最好在月经来潮后7～10天进行，便于拍照时的钼靶板挤压乳腺、减轻不适感。检查前应去除胸前的金属异物，如项链等；不要在胸前涂抹外用的药液及护肤品，以避免出现伪影。

35. X线摄影在诊断乳腺癌上有什么作用？

乳腺癌有其独特的X线表现，如形态不规则、边缘毛刺的肿块和微小钙化。当临床还没有症状时，乳腺X线的典型表现就已经存在。因此，医生可以在患者尚无症状时通过X线的表现来协助诊断，以便早期确诊乳腺癌。

36. 乳腺X线摄影发现钙化就是乳腺癌吗？

钙化也是乳腺X线片上常见的异常征象，可单独或伴随其他征象出现。部分乳腺癌临床无特殊症状，不能触及肿块，仅由乳腺X线摄影发现其特殊的钙化征象而被早期发现、早期诊断。但并非X线摄影发现钙化就是恶性，X线摄影检出的钙化灶大部分为良性，医生可以根据钙化的形态及分布进行良、恶性评估。形态表现为细小多形性、细线样或细线分支样钙化提示高度可疑恶性的钙化；导管样、段样及成簇分布，在恶性中多见。不定形或模糊不清的钙化、粗糙不均质的钙化为可疑钙化，在良、恶性病变中均可见到，需结合分布情况综合考虑。对于难以定性的钙化灶，提示恶性可能时，需要结合其他影像学检查手段，必要时需行乳腺X线定位活检。血管钙化、粗大或爆米花样钙化、杆状钙化、圆点状钙化、中心透亮的钙化、蛋壳状钙化等为典型的良性钙化。

37. 乳腺超声和乳腺X线检查哪种方法更好？

乳腺超声和X线检查是临床最常用的乳腺检查方法，被称为乳腺影像学检查的"黄金组合"，两种检查方法原理不同，有各自的优势和不足，联合使用可以互补。乳腺X线检查是乳腺疾病最基本和首选的影像学方法，尤其在检出以微小钙化为主要表现的乳腺癌方面，具有其他影像学方法无法替代的优势，其操作简单，价格相对便宜，诊断准确率高。但同时X线摄影在某些方面也存在局限性，如位于乳腺周边的肿块可因投照位置所限未摄入片中而漏诊；另外，由于乳腺影像特征的多变性和X线图像为重叠影像等特点，也存在一定的假阳性[1]（即类似恶性的假象）率；由于X线摄影有放射性损害，且对于致密型腺体其敏感性和特异性降低，对孕妇、哺乳期妇女及年龄＜35岁的年轻患者X线摄影不宜作为首选检查。数字乳腺体层合成摄影（DBT）是一种相对新兴的乳腺X线摄影技术，可从不同角度进行投照，将一系列低剂量的二维图像重组成类似三维的容积断层图像，可有效减少组织重叠的影响，提高了乳腺癌的检出率，增加了致密型乳

---

1 假阳性：由于多种原因造成将阴性结果误判为阳性。临床上应用的任何技术都很难做到100%正确，故偶尔会有假阳性结果。

腺中病变检出的敏感性（图2、图3）。

　　乳腺超声检查具有经济、简便、无辐射、软组织分辨率高等优点，可多次、重复检查，并可实时、动态观察乳腺病灶；在鉴别乳腺病变囊实性、评估致密型乳腺、评估乳腺假体等方面优于乳腺X线摄影，是年轻、妊娠、哺乳期妇女乳腺病变的首选检查方法。超声检查的局限性主要在于少量微小钙化检出率低，同时诊断准确性很大程度

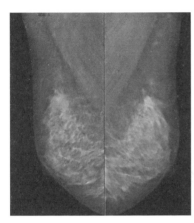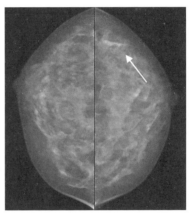

图2　数字化乳腺X线摄影（双侧内外斜位及头尾位）

注：双侧乳腺不均匀致密型，可能掩盖小病灶。左侧乳腺外上象限局限性不对称，难以准确评估。

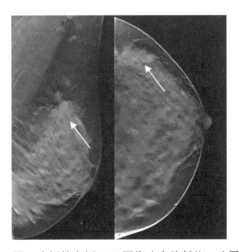

图3　同一病例的左侧DBT图像（内外斜位、头尾位）

注：显示左侧乳腺外上象限肿块，形态不规则，边缘可见毛刺；术后病理为浸润性导管癌。

取决于检查者的技术和责任心。

38. 超声检查在诊断乳腺癌中的作用有哪些?

乳腺癌在超声上也有特征性表现,如形态不规则、边界不清的低回声结节或肿块、肿物内的细小钙化、异常血流信号等。这些典型表现可以帮助医生在患者尚无症状时早期诊断乳腺癌。

39. 乳腺X线检查和超声能鉴别良恶性吗?

具有典型良性或恶性表现的乳腺病变乳腺X线检查和超声可准确判断其良恶性,但由于技术本身的局限性和"同病异影,异病同影"的影像学诊断难题,一些病变难以作出准确、肯定的判断。乳腺X线摄影发现的肿块性病变,可以依据肿块的形态、边缘、大小、密度等特征进行良恶性鉴别。形态不规则、毛刺状边缘的高密度肿块常提示恶性;而边界清楚的圆形肿块,良性可能性较大,但部分乳腺癌也可有此表现。X线发现的乳腺钙化灶,医生可以根据钙化的形态及分布进行良恶性评估。超声主要依据病变声像图特点及多普勒血流情况鉴别病变的良恶性。除具有典型良性表现的病变外,良性可能大的病变需随诊观察,可疑恶性及高度怀疑恶性的病变需进行活检以明确诊断,不能进行评估的病变需要进行其他影像学检查。

40. 乳腺诊断报告分类是怎么回事?

1992年美国放射学会(ACR)提出并推荐采用的"乳腺影像报告

和数据系统"（BI-RADS），至2003年不仅被应用于指导乳腺X线诊断，也被扩展应用于乳腺超声和MRI诊断。2013年该系统又进行了更新，增加了部分新的名词、定义和技术，特别是对超声和MRI部分进行了大幅扩展，内容更加贴近临床实践，对临床有更好的指导价值。BI-RADS对乳腺作为一个整体器官的所有影像学正常与异常情况的诊断报告进行了规范，使用统一的专业术语、标准的诊断归类及检查程序，并帮助临床医生对病变处理作出合理选择。报告系统中一个很重要的组成部分是对乳腺病变的总体评估及建议，即通常所指的乳腺影像诊断分类（BI-RADS分类），具体如下：0类，需要其他影像检查进一步评估；1类，阴性；2类，良性发现；3类，可能良性，建议短期随访[1]；4类，可疑异常，要考虑活检；5类，高度可疑恶性，建议活检及临床采取适当措施；6类，已病理确诊为恶性。

41. 乳腺磁共振成像检查与超声和X线检查各有何特点？磁共振成像可以代替超声和X线检查吗？

磁共振成像（MRI）具有软组织分辨率高（类似高像素照相机的成像效果）、多方位成像、双侧同时成像、无电离辐射（CT、X线等检查有电离辐射）等优点，具有高敏感性（更易发现小病灶）和较高的特异性（更易区分良恶性肿瘤），尤其能发现临床体检及X线、超声无法发现的早期和微小乳腺癌，MRI能检出的最小乳腺癌直径为1mm。乳腺MRI检查在检测多灶性乳腺癌、对侧乳腺癌、乳腺癌术前分期、评估乳腺癌患者内乳淋巴结及腋窝淋巴结是否存在转移、评估乳腺癌新辅助化疗疗效、乳腺假体植入后评价以及乳腺癌术后随访等

1　随访：医生在对患者进行诊断或治疗后，对疾病发展状况、治疗后恢复情况等继续进行追踪观察所做的工作。

方面均具有不可替代的价值。此外，对具有乳腺癌家族史、携带乳腺癌相关基因的妇女，应较早接受乳腺MRI检查以发现早期乳腺癌。虽然乳腺MRI的临床应用越来越广泛，但尚不能代替X线和超声检查。MRI对于部分X线表现为少许微小钙化的病变可能不敏感，良恶性病变表现存在一定的重叠，特别是对一些低级别导管内癌（病变仅局限在导管内，尚未浸润导管）和新生血管少的肿瘤的检出仍存在困难。同时，MRI检查还存在较多禁忌证[1]（如体内装有心脏起搏器或神经刺激器、体内存有动脉瘤夹、幽闭恐惧症等）、需要注射造影剂、价格较贵、检查时间较长等不足，目前主要作为X线和超声检查的辅助手段及疑难病症的检查手段。

42. 乳腺CT能早期发现乳腺癌吗？

CT的密度分辨率高，而空间分辨率相对低于X线片，且乳腺CT辐射剂量较高，需要静脉内注射造影剂，所获的增添信息量少，检出微小钙化的准确性不如X线片，鉴别诊断囊实性病变的准确性不如超声可靠、快捷及经济，良恶性病变的鉴别诊断也无特殊临床价值，因此，CT不宜作为乳腺病变的主要检查手段，在乳腺癌的早期发现上不具有优势。CT可用于部分已确诊乳腺癌的治疗前分期和治疗后随诊。

---

1 禁忌证：不适宜于采用某种诊断或治疗措施的疾病或状况。

三、治疗篇

（一）综 合 治 疗

43. 什么是综合治疗？

综合治疗的概念是根据患者的具体情况，如身体情况、病理类型、肿瘤侵犯范围（病理分期）和发展趋势，合理地、有计划地应用现有的治疗手段，以期较大幅度地提高治愈率、延长生存期、提高生活质量。肿瘤的综合治疗并不是简单地将手术、化疗、放疗、生物治疗和中医药治疗等几种治疗方法进行组合，而是一个系统的治疗过程，是一个综合的、有计划、有步骤、有顺序的个体化治疗，需要手术、放疗和化疗等多学科有效协作才能顺利完成。综合治疗方案不是一个机械不变的模式，在具体诊治过程中会随着诊断的逐步完善和疗效的差异等，予以适当调整。

（二）外 科 治 疗

44. 乳腺癌切除术的常用术式有哪些？

目前，临床上乳腺癌切除术的术式主要有乳腺癌改良根治术、乳腺癌保留乳房手术（简称保乳术）。对部分高龄或身体无法承受麻醉的患者，可采用乳腺肿物局部切除的方式，术后辅以放疗及内分泌药物治疗。

45. 什么叫根治性手术？什么叫姑息性手术？

根治性手术指以力求达到根除疾病为目的外科手术，属于局部治疗手段，对不同恶性肿瘤实施根治性手术切除的范围都有具体规定，是恶性肿瘤外科治疗的标准术式之一。对于绝大多数早期恶性肿瘤患者通过根治性手术可以达到根治的目的。但需注意的是，根治性手术并非都能达到根除肿瘤的目的。此外，某些早期癌症并不需要切除如此大的范围也能达到"根治"的效果，并能保留器官的功能。因此，患者及家属应该听取医生的建议是否实施根治性手术或保留器官功能的手术。

姑息性手术指以减轻患者痛苦、提高生活质量、延长生存期、减轻体内肿瘤负荷为目的切除原发病灶或转移性病灶的手术。

46. 乳腺癌手术可以保留乳房吗？

保留乳房就是乳房可以不切除。在术后放疗和内科治疗的"保驾"之下，它的治疗效果和切除乳房的治疗效果是一样的。但不是每位乳腺癌患者都适合保留乳房，要由外科医生根据患者病情、肿瘤位置、大小及乳房形态，同时取得患者的同意才能决定。

47. 哪些患者适合保乳手术？

需要就诊医院具备放疗设备和技术条件，因保乳术后需要进行放疗，故术后完善的综合治疗是保障手术效果的重要因素。

肿瘤特点：乳房X线钼靶检查为单发肿物；肿物距离乳头2cm以上，其中位于外上或外下象限者更为安全。因乳头乳晕区淋巴管丰富，易早期出现淋巴转移，且该区域肿瘤无法保留乳头，故该区域乳腺癌不宜保乳；肿瘤最大直径≤3cm的早期乳腺癌最适合保乳手术；部分局部大肿物的乳腺癌在经过术前化疗后也可行保乳手术。

患者意愿：有保留乳房的愿望。

患者的乳腺肿瘤和乳房比例适中：肿瘤与乳房大小之比在1/6～1/4最好；若比值较小，尽管肿瘤直径＞3cm仍可行保乳手术，但不管手术过程是否顺利治疗效果都不会太理想。

48. 如果不能保乳，想保留乳房外形还有什么办法吗？

对很多无法进行保乳的乳腺癌患者来说，在乳腺癌根治术后进行即刻的乳房再造是可行的。目前的方法可分为自体组织移植乳房再造和异体填充物乳房再造。自体组织分别有腹直肌组织和背阔肌组织，而填充物目前主要有硅胶和水囊。

49. 什么是前哨淋巴结？前哨淋巴结活检对乳腺癌的治疗有何意义？

所谓前哨淋巴结，指最先接受肿瘤淋巴引流和最早发生肿瘤转移的淋巴结。前哨淋巴结检测是决定乳腺癌术式最科学和客观的指标。检测前哨淋巴结可反映腋窝淋巴结的状况，在早期乳腺癌的外科治疗中判断是否可以免于施行腋窝淋巴结清扫，达到缩小手术范围、减少并发症、提高生活质量的目的。前哨淋巴结活检术是一项微创的新技术，为是否能够行保乳手术治疗提供了最可靠的依据。通过对前哨淋巴结进行病理学分析，可以了解整个淋巴结群肿瘤的转移情况。前哨淋巴结活检可预测腋窝淋巴结转移状况，准确率在98%以上。乳腺癌腋窝淋巴引流是按解剖学的淋巴走行为顺序，若腋窝前哨淋巴结无转移，则腋窝非前哨淋巴结有转移的可能性极小，检测前哨淋巴结可以决定乳腺癌的手术方式，也是早期乳腺癌施行保乳手术的关键。若前哨淋巴结阴性，可选择施行保乳手术，大大减少对患者的创伤，提高患者生活质量，缩短手术时间，减少医疗费用，缩短患者康复时间。

50. 哪些乳腺癌患者适合做前哨淋巴结活检？哪些患者不适合？

乳腺癌前哨淋巴结活检适用于临床体检腋窝淋巴结阴性的乳腺癌患者，分期较早，特别是准备实施保乳手术者。

不适合做前哨淋巴结活检的患者：①临床检查腋淋巴结肿大者。②乳腺多发病灶。③患侧乳腺或腋窝已接受放疗者。④既往乳腺或腋窝曾行手术。⑤哺乳期乳腺癌。⑥对前哨淋巴结活检的示踪剂过敏者。

51. 什么是择期手术和限期手术？

外科手术根据疾病的危急程度分为择期手术、限期手术。

择期手术指可以选择适当的时机实施的手术，手术时机的把握不致影响治疗效果，允许术前充分准备或观察，再选择最有利的时机施行手术，如对良性病变进行的手术、整形类手术等。

限期手术指需要在一定限期内实施的手术，即外科手术时间不宜过久延迟，手术前也有一定的准备时间，否则会影响其治疗效果或失去治疗有利时机的一类手术，如各种恶性肿瘤的根治性手术。

52. 手术前患者为什么要做全面检查？

外科手术是有创伤性的诊疗手段，并伴有不同程度的风险。因此，在手术前进行全面的检查是了解患者身体状况、疾病情况、手术耐受能力和可能出现风险的重要步骤。检查一般包括常规检查和专科检查。手术前常规检查主要包括：血液常规及血型、尿常规、便常规、心电图、胸部正侧位 X 线片、超声检查、肝肾功能、血液电解质、生化全套、血糖、出凝血功能以及乙肝两对半、丙肝、艾滋病、梅毒等相关病原学检查。专科检查指与乳腺癌诊疗相关的各种影像学检查（如乳腺钼靶、超声及 MRI 等检查）、化验检查（如相关肿瘤标志物检查）、细胞学检查、肿瘤组织活检或穿刺活检病理学检查，所有这些都是为准确诊断，仔细制订手术计划，更好地完成手术，保障患者健康。

53. 手术前需要履行哪些知情同意手续？什么人有资格签署手术知情同意书？

患者知情同意即患者对病情、诊断和治疗（如手术）方案、治疗的益处及可能带来的风险、费用开支、临床试验等真实情况有了解与被告知的权利，患者在知情的情况下有选择接受与拒绝的权利。按国家卫生健康委要求应由患者本人签署知情同意书。当患者不具备完全民事行为能力时，才由其法定代理人签字；患者因病无法签字时，也可以由其授权的人员签字。患者的知情同意选择权是每位患者具有的权利，知情同意书可以作为医疗机构履行说明告知义务的证据，也是患者及家属行使知情权的证据。让患者及其亲属能客观认识诊疗目的、效果、可能产生的并发症及意外等情况，充分享有知情权。在患者接受诊治的过程中，需要患者履行的知情同意手续包括以下几个方面。

（1）术前、术中知情手续：所有手术前主管医生会与患者进行术前谈话，并签署手术知情同意书，其内容包括术前诊断、手术指征、手术方式、可选择的诊疗方法及优缺点、术中和术后的危险性、可能的并发症及防范措施。术中置入身体的内置物（如吻合器、固定器等），术前谈话中会记明选择的类型；术中病情变化或手术方式改变需及时告知患者家属，并由被委托人在告知单上签名。手术的不确定因素较多，手术引起患者新的疾病甚至死亡的风险与疾病的治疗效果相伴相随。有时手术可能达不到根治疾病的目的，达不到患者希望的理想状态，甚至使患者失去生命。手术风险具有不确定性、不可预测性等特征。

（2）如果在治疗中进行临床试验、药品试验、医疗器械试验以及其他特殊检查、特殊治疗，主管医生将在治疗前向患者及家属告知相关情况，征求其意见，由患者及家属签署同意检查、治疗的知情同意书。

（3）创伤性诊疗知情手续：对患者进行任何创伤性诊疗均需进行谈话告知并签写同意书，内容包括当前的主要病情、采取创伤性诊疗活动的目的及必要性、医疗风险、其他可选择的诊疗方法及优缺点、可能的并发症、注意事项及防范措施。

（4）麻醉知情制度：在进行麻醉操作前，麻醉医生会告知患者相关情况并由患者或被委托人签写同意书，告知内容包括术前诊断、麻醉名称及方式、麻醉风险、防范措施。

（5）输血知情制度：输血前主管医生会向患者告知相关情况并由患者或被委托人签写同意书，告知内容包括输血的目的、必要性、种类、数量、可能发生的风险、并发症及防范措施。

54. 手术前医生与患者谈话，患者及家属需要了解哪些内容？

手术前患者和家属最重要的是要解除思想顾虑，做好心理和生理各个方面的准备。患者及家属可以向主管医生或主刀医生了解手术目的、麻醉方式、手术方式以及术中、术后可能出现的各种风险或不适等情况。同时配合医务人员的指导做好术前准备，术前因其他疾病服用药物的患者应向医生说明，以明确是否需要停药。

55. 为什么要签署知情同意书？

签署知情同意书是国家法律法规的要求，国务院颁布实施的《医疗机构管理条例》第33条规定："需要实施手术、特殊检查、特殊治疗的，医务人员应当及时向患者具体说明医疗风险、替代医疗方案等情况，并取得其明确同意；不能或者不宜向患者说明的，应当向患者的近亲属说明，并取得其明确同意。"《中华人民共和国医师法》第二十六条规定：医师开展药物、医疗器械临床试验和其他医学临床研究应当符合国家有关规定，遵守医学伦理规范，依法通过伦理审查，取得书面知情同意。人的生命健康权是受法律严格保护的，个人身体所蕴含的生命和健康只有自己有处置权，其他任何人无权处置。手术这种有风险性的医疗行为包含对患者身体，即健康权、生命权的处置。医生有手术技能，但无权擅自处置患者身体，患者出于治疗疾病的目的，须授权医生为自己实施手术。在手术知情同意书的签名正是患者对其身体支配权的外部表现形式。

56. 手术知情同意书中写了那么多并发症，是否都会发生？

并发症指患者发生了现代医学科学技术能够预见但却不能避免和防范的不良后果，一般分为两种情况：①一种疾病在发展过程中引起另一种疾病或症状，如消化道肿瘤可能引发肠梗阻、肠穿孔或大出血等并发症。②在临床诊疗和护理过程中，患者因治疗一种疾病而合并发生了与诊疗这种疾病有关的另一种或几种疾病或症状。外科手术并发症是影响手术效果极为重要的因素，也常是损害患者健康甚至致死的重要原因。手术知情同意书中写的并发症均是基于手术对组织器官损坏可能带来的病症，术中、术后是否发生并发症受多种因素影响，每位患者的自身状况、疾病情况、医疗单位及医生的技术水平等许多因素都是影响并发症的因素，其发生的概率也受多种因素影响，如高龄患者手术并发症发生的概率就高于年轻患者。

并不是手术知情同意书中写的并发症都会发生，医护人员也在尽力减少并发症的发生。

57. 手术前患者为什么需要禁食、禁水？

所谓禁食、禁水，指不能吃任何食物，也不能喝水或其他任何液体。一般手术前都要求患者禁食、禁水，主要目的是排空胃内容物，避免术中、术后发生呕吐造成误吸[1]。因为手术操作时刺激腹膜或内脏，有些麻醉药物也可刺激消化系统，造成患者呕吐。而麻醉后，呼吸道的保护性反应已减弱，故呕吐物可误吸入呼吸道引起阻塞或吸入性肺炎。正常人胃内物质排空需要 4～6 小时，当情绪激动、恐惧、焦虑或疼痛不适时，可导致排空速度减慢。因此，成人一般在手术前 8～12 小时开始禁食，以保证胃的彻底排空。有些患者偷偷地瞒着医生和护士进食水，是非常危险的，极易造成手术中误吸，甚至导致窒息死亡的严重后果。如果术前禁食、禁水时间不够或又吃了东西，则需推迟手术时间，甚至取消该手术。

58. 月经期患者能接受手术吗?

除非是急诊手术，对月经期患者不宜实施择期或限期手术。因为月经期脱落的子宫内膜含有较多纤溶酶原激活物[2]，导致血液中纤维蛋白溶解系统活动增强，容易导致出血量增多，增加手术危险性。此外，月经期患者抵抗力减低，感染的风险会增加。

59. 手术当天患者家属应该做点什么?

手术当天患者的直系亲属应该在患者进入手术室前到达病房陪伴患者，这对患者是一种安慰。在手术进行过程中，家属需在手术等候区耐心等待，不要离开，因为在手术中如果发现一些特殊情况，医生

---

1 误吸：字面上讲就是错误地吸入呼吸道。吸入物可以是液体、食物、异物等，如果手术，吸入物则是胃内容物，如胃液、食物等可因呕吐而被吸入呼吸道，造成呼吸道阻塞、吸入性肺炎，甚至窒息等严重后果。
2 纤溶酶原激活物：由血管内皮细胞合成、分泌、不断释放入血液一种单链糖蛋白，是凝血系统重要的监测指标。

需要及时找家属商谈，并请家属作出决策。手术结束后，患者回到病房，在向手术医生和麻醉医生了解病情后，家属就可以按照医院要求留人陪护或由院方监护。

60. 手术前为什么需要患者做好心理准备？

手术前有些患者会产生焦虑、紧张、恐惧、不安及抑郁等不良情绪，可影响患者的睡眠、食欲等，导致患者健康状况下降，免疫功能减退，致使机体对病毒、细菌等的抵抗力降低，还可导致患者心率加快、血压升高等问题，将会增加手术的风险及术后发生并发症的机会。因此，积极的情绪和良好的心理准备是保证手术顺利进行的首要条件。

61. 为什么手术前需要患者进行呼吸道准备？

手术后患者因为伤口疼痛而不敢深呼吸、咳嗽和排痰，导致呼吸道分泌物在气道内积聚，降低肺通气量，加重气道阻塞，造成肺不张，呼吸道易感染致肺炎。因此，手术前需要进行呼吸道准备。吸烟的患者应该在手术前 1 ～ 2 周停止吸烟，以减少上呼吸道的分泌物。练习正确咳痰的方法：腹式呼吸（用鼻深吸气，尽力鼓起腹部，屏气 1 ～ 2 秒，嘴唇微缩成吹蜡烛状缓慢呼气，呼气时腹部自然回缩）数次→深吸气→憋住气→放开声门，收缩腹肌使气体快速冲出将痰咳出。有呼吸道炎症者，术前应用抗生素、雾化吸入等治疗，待感染控制后才可以接受手术。

62. 手术前一天为什么要为患者做手术区域皮肤准备？

皮肤是机体的天然防御线，手术会破坏此防御线而增加感染的概率。手术前进行皮肤准备的目的就是预防手术后切口感染。皮肤准备通常在手术前一天进行，皮肤准备的内容包括除去患者手术区域的毛发、污垢及微生物。手术区皮肤准备的范围一般应包括以切口为中心、半径在20cm以上的范围。此外，手术前一天患者还应修剪指甲、剃须、洗头、洗澡。小儿可以不剃体毛，只做清洗。

63. 手术日需要患者做什么准备？

手术日不要化妆，要去除唇膏、指甲油，以便于手术中观察患者末梢血液循环情况；要取下活动性义齿（假牙），因其可能会脱落而阻塞呼吸道；取下发卡、假发、金属物品、饰物等，因为金属会导电，饰物会伤及患者；将随身携带的所有贵重物品，如首饰、钱、手表、手机交由家属保管；如为助听器、隐形眼镜，可暂时戴着，便于与手术室工作人员沟通，可于手术前一刻取下。患者贴身穿着干净的病服；依照要求禁食、禁水；术前要排空膀胱，目的是避免麻醉后造成手术台上排尿，避免手术过程中误伤膨胀的膀胱，避免患者手术后因受麻醉影响或麻醉未清醒而发生排尿困难。

64. 手术中是否需要输血？输自己家属的血是否更安全？

输血是一种治疗手段，术中输血是在出血量达到了输血指征，可以给予适量的血液补充。如果术中出血虽然不少但尚未达到输血指征，考虑术后恢复的问题，也可以给予适量输血。所以术中是否输血还需依照病情。通常情况下，失血量在自体血容量10%以下可不必输血；血容量减少在20%以下，也不必输血，可补充适量的晶体溶液或胶体溶液；当失血量占血容量20%～50%时，在补充适量的晶体溶液或胶体溶液的同时，可输血细胞比容为70%的浓缩红细胞，使患者体内血细胞比容达到35%；当血容量减少在50%以上时，除输浓缩红细胞、晶体溶液或胶体溶液外，还可适量输白蛋白、血浆或新鲜全血，必要时可输用浓缩血小板。

直系亲属不能相互输血是一个医学常识，只是很多人都被电视剧里演绎的亲属输血剧情所误导。《献血法》中明确规定，为保障公民临床急救用血的需要，国家提倡并指导择期手术的患者自身储备血，动员家庭、亲友所在单位及社会互助献血。对于亲友互助献血，人们会有一个误区，认为献的血可以直接给直系亲属用。事实上，亲朋好友参加互助献血之后，血站会规避直系亲属间相互用血。因为有时亲属间（如父母与子女）输血后并发移植物抗宿主病的危险性比非亲属间输血的危险性大很多。再者，很多人觉得自己的亲人平时身体看上去很健康，这并不能真正代表亲人身体真的健康，有一些疾病有很大的潜伏性，仅凭肉眼根本无法判别。因此，患者输血治疗应避免使用亲属供者的血液，亲属献血后可由血液中心调剂使用。

65. 癌症患者手术后需要家属做点什么？

为了减轻和消除手术给患者身心带来的创伤，使患者尽快恢复正常生活及工作，在护理过程中，往往需要患者家属、亲友的帮助及参与才能获得更好的效果，在以下几个方面患者家属都能积极发挥作用。

（1）心理护理：积极安慰和鼓励患者，认真倾听患者的诉说并给予支持和理解。帮助患者分散注意力，使患者放松情绪，如帮助患者按摩、锻炼、听音乐等。保持环境的整洁舒适，并始终陪伴在患者身旁。对有疑虑的患者，家属可配合医生讲解治疗的重要性，助其疏导心理。

（2）手术切口的护理：保持局部的清洁和卫生，避免切口感染，切口拆线前尽量避免碰撞挤压。发现切口有感染、化脓、流血等情况应及时与医护人员沟通。

（3）各种引流管的护理：注意引流管是否通畅，在患者翻身或下床活动时则应固定好引流管，防止其脱落。当发现引流量、色、质发生变化时及时告知医护人员。

（4）饮食护理：术后饮食应严格遵守医务人员的嘱咐。消化道术后患者待胃肠道功能恢复后，饮食初起应为流食、半流质饮食，如牛奶、稀饭、藕粉、红枣粥、肉汤等，继而是易吞食、易消化、营养丰富的软食，如面包、馄饨、面条等，配以肉、鱼、蛋、豆制品、蔬菜、水果等，对部分虚弱或胃肠功能不足者应采用少量多餐的方式。部分患者可根据需要给予要素饮食[1]。

（5）早期活动：术后活动可以分床上活动和离床活动两种。床上活动主要是为患者翻身、拍背、按摩腿部或进行上下肢活动，为带有输液管或其他导管的患者翻身时，应注意保护好导管，以免扭曲、折叠、脱落；离床活动应在患者的病情稳定后进行，在护士或陪护家属

1　要素饮食：一种化学精制食物，含有全部人体所需的易于消化吸收的营养成分，包含游离氨基酸、单糖、主要脂肪酸、维生素、无机盐类和微量元素。主要特点是无需经过消化过程即可直接被肠道吸收和利用，为人体提供热能及营养。

的协助下，先让患者在床边坐几分钟，无头晕不适者，可扶着患者沿床边走几步，患者情况良好时可进一步在室内慢慢走动，最后再酌情外出散步。

（6）保持口腔清洁卫生：预防并发症发生，刷牙或漱口是保持口腔清洁常用的方法。

66. 手术后患者该如何与医护人员配合，以利于身体的康复？

癌症和其他疾病一样，有相当数量的患者是可以治愈的。对癌症不要过分恐惧和悲观，这不但无助于治疗，相反，由于精神过度紧张和焦虑，寝食不安，会降低机体的抵抗力，对术后恢复不利。既然手术已经成功，手术后患者更应放下思想包袱，吃好、睡好，增强自身的抵抗力。针对癌症的手术通常在全身麻醉下进行，麻醉过程中需要在患者的气管内留置一根导管，所以手术后可能会痰液比较多，为防止呼吸道感染，要尽量把痰液排出。饮食方面也要做到荤素搭配，多补充蛋白质、维生素、矿物质等，使摄入的营养比消耗的多，以提高机体的抗癌能力。如果医生没有提出特别要求，原则上不必忌口，多吃富于营养的食物，如肉、鱼、蛋、豆类、谷类等，尤其要多吃新鲜蔬菜和水果，因其含有丰富的维生素C，对抗癌有一定的作用。不吸烟，不喝酒，不吃酸、辣等刺激性的食物，不吃过冷或过热的食物。治疗癌症的手术常是切除或部分切除某脏器，对生理功能损伤往往较大，因此，恢复时间可能会较长。切口愈合后，应适当进行锻炼，原则是量力而行，循序渐进，持之以恒。

67. 什么是下肢静脉血栓？

血液在腿部的静脉内不正常地凝结、阻塞管腔，导致静脉回流障碍，称为下肢静脉血栓。由于术后患者需卧床，手术破坏了腹部一些血管，影响腿部静脉血回流至心脏等，均是术后容易发生下肢静脉血栓的原因。另外，恶性肿瘤、肥胖、血栓史、下肢静脉曲张、高龄、留置中心静脉导管等也容易导致下肢静脉血栓的形成。

68. 下肢静脉血栓对患者有什么危害？

下肢静脉血栓治疗不及时或治疗不当，可致患肢功能完全或部分丧失而致残；如果栓子脱离原发部位，则可引起急性肺栓塞而危及生命。下肢静脉血栓应早预防、早发现、早治疗。

69. 有什么方法可以预防下肢静脉血栓？

目前，预防下肢静脉血栓的方法包括机械性预防和药物预防。机械性预防包括按摩下肢、穿弹力袜、间歇性压力泵等，主要是通过促进下肢的血液循环来预防下肢静脉血栓；药物预防指通过应用一些抗凝的药物来预防下肢静脉血栓，如注射低分子肝素。医护人员会根据患者发生静脉血栓的可能性来决定采取哪些方法。

70. 如何正确有效地穿弹力袜？

弹力袜又称抗血栓梯度压力带，能有效预防术后下肢深静脉血栓。它的原理是从脚踝往上到大腿根部，有逐级递减的压力，利于下肢血液回流。正确穿着和保养弹力袜，才能有效发挥其抗血栓的功效。

护士根据患者体型选择合适尺寸的袜子。弹力袜分两种，一种是腿长型，适合卧床的患者；另一种是膝长型，适合能够下地活动的患者。手术后的患者，根据病情由腿长型逐渐过渡到膝长型。

手术当天早晨，护士为患者穿好腿长型弹力袜，再送患者去手术室；或者手术后回病房，立即为患者穿上弹力袜，二者无差异。

早上起床前，躺在床上穿袜子；如已起床，让患者重新卧床，抬高下肢10分钟，使静脉血排空再穿。保证穿好的弹力袜平整无皱褶。

每天可以脱下弹力袜两次，建议早晚各一次，检查下肢皮肤情况；但每次脱袜时间不能超过30分钟，休息活动片刻后请再次穿上弹力袜。经常检查袜子有无皱褶、滑落，以避免影响效果，甚至增加发生血栓的危险。

71. 出院后还需要继续穿弹力袜吗？

需要，一般需要穿至术后3个月。当患者每日下床活动时间大于4小时，可由腿长型弹力袜变为膝长型弹力袜。

72. 弹力袜如何保养？

弹力袜需保持清洁，应用温水、中性皂液手洗，不要用力过猛，避免损害特殊弹性纤维，请勿使用漂白剂、热水或洗衣机清洗、脱水，清洗后吊挂或平铺阴干，避免阳光暴晒损伤袜子。应勤剪手足指甲，在干燥的季节要预防足跟皮肤皲裂，特别注意在穿或脱弹力袜时，避免刮伤弹力袜。此外，还要经常检查鞋内是否平整，防止杂物造成弹力袜不必要的磨损。

73. 出现下肢静脉血栓会有哪些表现？

有以下几种表现。①肿胀：发生血栓的一侧下肢可能会出现不同程度的水肿，有时水肿程度不严重，需要用卷尺测量才能发现。②疼痛或压痛：也就是在按压血栓部位时患者会感觉疼痛。③静脉曲张：由于静脉血液回流受阻，致使出现浅静脉曲张，一般发生在血栓形成后1～2周。并非所有的患者出现下肢静脉血栓都会有明显典型的症状。而根据静脉血栓发生在腿部静脉不同的部位，患者表现出的症状也不同。如出现上述症状建议患者就诊。

74. 手术后患者为什么会出现发热现象？

在手术后3～5天，患者体温会有轻中度的升高，通常在38℃左右。这是机体对手术创伤的一种正常反应，一般不需要特殊处理。如果体温高于38℃或患者对体温升高感觉不适，可给予温水擦浴、冰袋冷敷等方法进行物理降温。一般在手术后3～5天体温可以逐渐恢复正常。但如果术后体温升高持续不降或术后3～5天体温恢复正常后又升高，则有可能发生切口感染或其他并发症，医生会查找原因并进行相应的处理。

75. 手术后伤口疼痛怎么办？

伤口疼痛是许多患者最担心的问题之一，是人体应激反应的一个重要表现，是正常的生理心理活动。疼痛的程度与伤口大小、手术部位等有关，与人的焦虑情绪也密切相关，焦虑情绪越严重，机体的痛阈[1]越低，心理上高度恐惧的患者对疼痛的敏感性增高。由于每个人对疼痛的敏感性不同，疼痛的程度因人而异。但随着医学的发展，已经可以解除或减轻患者术后疼痛。通常有两种方法可减轻伤口疼痛，一种是在静脉或硬膜外腔留置手术后镇痛泵注药，该方法可以持续、平稳地减轻疼痛，但部分患者有较明显的头晕、恶心等不适；另一种是在疼痛剧烈时肌内注射镇痛药，该方法镇痛效果好，但持续时间短，通常可持续2～4小时。疼痛最明显的是手术后48小时内，以后逐渐缓解。手术后常用的镇痛药都有不同程度的抑制胃肠蠕动的不良反应，会影响患者下床活动，短期使用不会产生依赖性。

76. 手术后患者为什么要进行早期活动？

由于手术创伤的打击，精神和体力的消耗，加之有的患者也害怕

---

1 痛阈：引起疼痛的最低刺激量。痛阈的高低因人而异，且受多种因素影响，如年龄、性别、性格、心理状态以及致痛刺激的性质等。

起床活动会影响伤口愈合，一般患者手术后都愿意静卧休息。其实，早期活动可使患者机体各系统功能保持良好的状态，预防并发症的发生，促进术后身体的康复，那么早期活动有什么好处呢？

早期活动可以增加患者的肺活量，促进呼吸和肺扩张，可减少肺炎、肺不张的发生；促进血液循环，防止下肢静脉血栓形成；避免因肢体肌肉不活动而导致的肌肉萎缩；促进胃肠蠕动和排气，减轻腹胀和便秘；促进膀胱功能恢复，避免排尿困难；活动还可以增进患者食欲，利于身体康复。手术后当天，患者即可在床上进行深呼吸，四肢屈伸活动，在他人协助下翻身；次日可在他人协助下床边扶坐，无不适可扶床站立，室内缓步行走。活动时要循序渐进、劳逸结合的原则，逐渐增加活动范围和活动量。避免没有准备而突然站立。感觉头晕、心悸、出虚汗、极度倦怠时应及时休息，不可勉强活动。

77. 手术后近期饮食注意事项有哪些？

手术后的饮食非常重要，稍有不慎不仅会影响患者的康复，还可能带来更多的损害，因此，手术后保持营养的均衡非常重要，各种外科手术过程中一般都有出血或组织液渗出，可能造成贫血及低蛋白血症，同时疼痛、创伤及手术中的刺激会导致营养物质消耗的增加。所以手术后通过饮食保持营养均衡是术后伤口愈合、体质恢复所必需的。选择食物的注意事项如下。

（1）保证饮食的多样性：手术后要多进食营养价值比较高、清淡而又容易消化吸收的食物，尤其是优质动物蛋白；其次是补充微量元素，尤其是锌与钾。锌是化学反应中的媒介，在促进蛋白质（尤其是胶原蛋白）的合成中起重要作用；再次是各种维生素及纤维素的补充，其可以增加抗感染的能力，而维生素 A、维生素 C、维生素 E 还可以促进伤口愈合；要避免食用猪油、动物内脏、鳗鱼，少吃肥肉及含胆固醇较高的海鱼等，避免烟、酒及浓茶等。

（2）根据手术类型与患者病情选择食物：不同的手术类型在选择食物时也有不同的侧重点。消化系统手术后饮食宜清淡和细腻，考虑的是利于胃肠道的功能重建和恢复，一些蛋白粗纤维或植物粗纤维则应慎重摄入；术后一天内，不宜进食牛奶、豆浆等易胀气的食物。能正常进食时，应给予熟烂、软、少渣以及营养搭配合理的食物。切忌为让患者增进食欲而投其所好，进食辛辣、富含脂肪或煎炸的食物。妇科手术后宜选择性温热的食物来促进体力恢复、活血化瘀，以及促进子宫收缩。可用牛肉、鸡肉、鸽肉等高蛋白动物性食物作为主料，而适量减少碳水化合物的比例。

（3）根据术后时间选择食物：多数患者手术后 2～3 天开始恢复肛门排气，表明肠道功能开始恢复。早期进食和活动可增进肠蠕动的恢复。如无特殊情况，排气后可进流质饮食（粥水、汤水等），一般第一阶段开始以清流食为主，如米汤、藕粉、果汁、蛋花汤等；随着病情稳定进入第二阶段，改为流食，如牛奶、豆浆等；以后为第三阶段，进食半流食，如米粥等；第四阶段为软饭或普通饭。

78. 手术后患者什么时候可以开始进食？

手术后饮食是否恰当关系到患者是否能够顺利恢复，手术后何时开始进食，采取何种饮食为宜，要根据患者具体情况而定。过早进食还有可能引起并发症，但进食过迟也是有害的。手术后进食时间是根据恢复情况而定的，应视手术大小、麻醉方式和患者情况决定开始进食时间。在局部麻醉下做的小手术，如手术后无明显恶心、呕吐、腹胀、腹痛等不适，可在术后即进食。腰麻和硬膜外麻醉患者在手术后6～8小时，可随患者所需，给予饮食。全身麻醉者，应待麻醉清醒，恶心、呕吐反应消失后方可进食。

79. 手术后患者多长时间可以洗澡？

一方面要看伤口的愈合情况，一般愈合良好，无红肿、疼痛、化脓等，拆线3～7天就可以洗澡了。洗澡时需注意水温适宜，不要用力揉搓伤口，伤口局部也不应浸泡时间过长，毕竟局部刚愈合伤口皮肤较薄，且长时间浸水容易引发感染，一般主张采用淋浴的方式，避免盆洗或泡澡。另一方面，要看患者身体恢复情况，毕竟洗澡需要患者能基本自理，体质弱的患者洗澡时需有人陪伴，且时间不宜过长。

80. 患者在拔了导尿管后不能排尿该怎么办？

绝大多数患者拔除导尿管后可自行排尿，但也有少数患者拔了导尿管后不能自行排尿，引起这种现象的原因可能有患者不习惯于床上排尿、留置导尿管导致尿道黏膜炎性水肿、长期留置导尿管致使膀胱敏感性降低等，通常都是暂时性的，建议患者首先要放松精神紧张，不要太急躁，也可以由家属搀扶患者下床排尿，或用热毛巾热敷或手按摩下腹部，或有尿意时听流水声。如果是长期留置尿管的患者，在拔除导尿管前先进行膀胱训练，间断夹闭导尿管（每次夹闭0.5～2小时）至患者感觉想要排尿再放开，如此锻炼1～2天再拔除导尿管。如果上述方法都不奏效，可以考虑重新留置导尿管，必要时做膀胱造瘘术，待排尿功能完全恢复后再拔除导尿管。

81. 如果出现手术后并发症，应该怎么办？

虽然外科技术已日臻完善，大多数患者手术后都可顺利康复，但仍有少数患者可出现并发症。总体上可将术后并发症分为两大类：一类为一般性并发症，即各专科手术后共同的并发症，如切口感染、出血和肺炎等；另一类为各特定手术的特殊并发症，如胃切除后的倾倒综合征、肺叶切除术后的支气管－胸膜瘘等。并发症指某一种疾病在发生发展过程、治疗和护理过程中，发生了与这种疾病有关的另一种或几种疾病。《医疗事故处理办法》中规定的"难以避免的并发症"，指诊疗护理过程中，由于一种疾病合并发生另一种疾病，而后一种疾病的发生是医务人员难以预料和防范的，说明一种疾病并发另一种疾病所导致的不良后果，不是医务人员的诊疗护理过失所致，因此，不属于医疗事故。目前，我国法律对医疗损害的归责采用过错责任原则，即医疗机构及其医务人员只有在对医疗损害的发生存在医疗过错的情况下才承担民事责任，无过错即无责任。因此，出现并发症后家属应注意以下几点。

（1）术前对知情同意书要充分了解，因为这时医生对术后并发症会详细告知，患者和家属有了思想准备，出现并发症不会意外和突然。

（2）向医生了解并发症的严重程度，做好物质上、心理上等方面的准备，并积极配合治疗。

（3）出现并发症后医生会积极处理，需要得到家属和患者的信任和理解。

（4）稳定情绪，过激的行为往往会影响医护人员处理并发症工作，如果需要，积极配合会诊。

82. 乳腺癌患者手术后早期如何进行功能恢复锻炼？

乳腺癌手术后的功能锻炼，要科学安排，循序渐进，大体分为3个阶段，即卧床期、下床活动期及出院后。

（1）卧床期的功能锻炼：乳腺癌根治术后，为了使皮肤愈合良好，避免发生积液，术后须放置橡胶引流管，并用胸带加压包扎。回病房后，即将橡胶引流管接通负压吸引器，故术后1～3天为患者卧床期。此期主要应锻炼手、腕部及肘关节的功能，可做伸指、握拳、屈腕和屈肘等锻炼。

（2）下床期活动的功能锻炼：下床活动期为拔除皮瓣下的负压吸引管后，患者开始下床活动至出院时为止。此期主要为肩关节的锻炼，由于接近腋下切口处的瘢痕组织还没有形成，故早期进行锻炼可使身体中的肌肉，如三角肌、斜方肌和背阔肌功能尽快恢复，这是乳腺癌根治术后上肢功能锻炼的重要一环。锻炼的方法为：①术后第3～4天，患者可坐起，开始进行屈肘运动。②术后第5天解除固定患者上肢的胸带后，可练习患者手掌摸对侧肩部及同侧耳部的动作。③术后第9～10天已经拆除切口缝线，可锻炼抬高患侧上肢，将患侧的肘关节屈曲抬高，手掌置于对侧肩部。初时可用健侧手掌托扶患侧肘部，逐渐抬高患侧上肢，直至与肩平。④术后第14天，练习将患侧手掌置于颈后，使患侧上肢逐渐抬高至患者自开始锻炼时的低头位，达到抬头、挺胸位，进而能以患侧手掌越过头顶并触摸对侧耳部为止。为了扩大肩关节的活动范围，此时还可做扶墙锻炼，加强抬高患侧上肢的功能。

（3）出院后上肢功能的锻炼：见86问。

83. 乳腺癌患者手术后为什么会发生皮下积液？

皮下积液是乳腺癌手术后的常见并发症之一。皮下积液处理不好会影响手术切口愈合，还可能影响到患者的进一步治疗，给患者带来较重的思想负担。乳腺癌术后皮瓣与胸肌或胸壁未能愈合或粘连是造成皮下积液的最根本原因。

84. 乳腺癌患者手术后肩关节的活动会受到影响吗？

肩关节的活动障碍是乳腺癌患者手术后的一个常见问题。主要是因为手术对身体的创伤、切口愈合后的瘢痕组织，会限制手术侧的肩关节活动。日常生活中，乳腺癌手术患者在做一些动作时会感到困难或吃力，如当拿超过头顶的物品，或从身后系扣时。但不必过于担心，手术后的上肢功能康复锻炼可以帮助患者恢复上肢的活动、肌肉的力量以及手臂的灵活性。

85. 乳腺癌患者手术后需要做哪些康复锻炼？

乳腺癌患者一般在手术后的第2天便可开始活动手术侧的手指（图4a），手握软球交替做握紧及放松的动作。第3天逐步增加腕部及肘关节的活动（图4b、图4c）。术后早期应尽量避免手术侧肩关节的外展活动。在医生准许后，开始逐步增加肩部的康复锻炼，如旋转手臂（图4d、图4e）、伸展运动（图4f）、手指爬墙（图4g）、手臂后举（图4h）等，并由护士做具体指导。同时患者在生活中也要尽可能多地使用术侧手臂，如吃饭、刷牙、梳头等。当患者保持头部挺直、手术侧手臂可以绕过头顶触摸到对侧耳而腋窝无紧绷感时（图4i），标志患者已经可以做正常的肩部运动了。

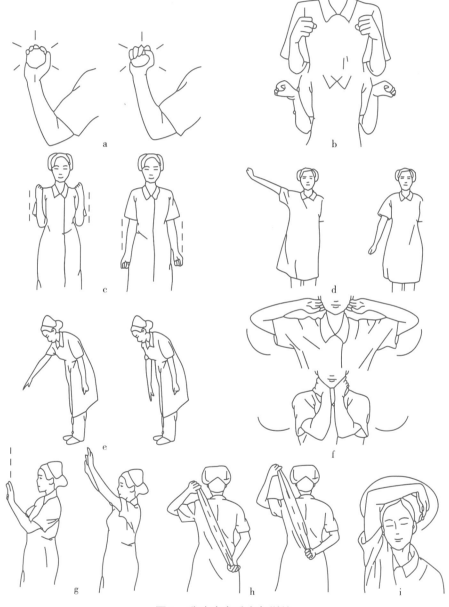

图4 乳腺癌术后康复训练

86. 乳腺癌患者上肢功能康复锻炼时需要注意什么？

（1）康复锻炼时任何运动都应缓慢进行，每个动作以患者自己体验到肌肉轻微抻拉感为限。

（2）锻炼应量力而为，过度的锻炼会影响伤口愈合。

（3）康复训练应循序渐进、坚持不懈，直至胸部及腋下不再感到紧绷为止。通常乳腺手术合并腋窝淋巴结清扫术[1]后的手臂需要2～3个月复原，而瘢痕组织则需要半年左右的时间改造塑形，所以功能锻炼至少应坚持半年以上。

（4）可以与按摩肢体相结合，轻柔适度地按摩可以有利于皮肤愈合，并促进血液循环以及肌肉、神经的功能恢复。

（5）逐步增加并持之以恒地进行有氧运动，如步行、瑜伽、打太极拳等，不仅可以改善上肢的运动功能，还能提高心肺功能，缓解化疗、放疗不良反应，改善情绪低落等问题。有氧运动的强度可通过测量心率来控制，运动适宜心率：①对于年轻人和无基础疾病者，最低运动心率＝（220-实际年龄）×0.6，最高运动心率＝（220-实际年龄）×0.8。②对于老年人或有基础疾病者，适当有氧运动心率＝170-年龄。

（6）2017版《中国乳腺癌患者生活方式指南》指出要"有规律地参加体力活动"：乳腺癌患者诊断后避免静坐生活方式，尽快恢复到诊断以前的日常体力活动；18～64岁的成年乳腺癌患者，每周至少150分钟的中等强度运动（大致为每周5次，每次30分钟）或75分钟

---

1 淋巴结清扫术：切除某种恶性肿瘤易于发生转移或已经发生转移的某部位淋巴组织及周围的脂肪、神经、血管等组织的手术。

的高强度有氧运动，力量性训练（大肌群抗阻运动）每周至少2次。年龄＞65周岁的老年乳腺癌患者应尽量按照以上推荐进行锻炼；合并行动受限的慢性疾病者，则根据医生指导调整运动时间与运动强度，但应避免长时间处于不运动状态。

87. 为什么有些患者手术后会出现手臂肿胀？

有少部分乳腺癌患者在手术后数月甚至数年后会出现患侧手臂或轻或重的肿胀，主要是由于腋窝淋巴结清扫术或腋窝区域的放疗会破坏术侧上肢的淋巴系统，使淋巴液由手臂向心脏回流受阻，导致过多的液体在体内积聚，从而形成淋巴水肿（图5）。在此基础上，一些相关因素会诱发淋巴水肿，如患肢皮肤破损、提重物等。淋巴水肿起初可无明显症状，大部分患者可感觉到手臂沉重、发胀、紧绷等不适感。

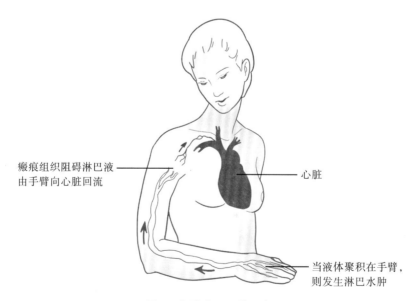

瘢痕组织阻碍淋巴液
由手臂向心脏回流

心脏

当液体聚积在手臂，
则发生淋巴水肿

图5　上肢淋巴系统示意

88. 乳腺癌患者手术后如何预防手臂肿胀？

乳腺癌患者在术后直至终身都应注意保护患侧手臂，以尽可能地减少影响淋巴水肿发生的不良因素，具体注意事项如下。

（1）皮肤护理，避免损伤及感染：①注意卫生，保持患肢清洁、干燥。②日常保湿，防止皮肤干裂。③指甲护理，保持手和指甲四周的皮肤柔软、润滑。④使用防晒霜和驱蚊剂保护外露的皮肤。⑤剃除腋毛，使用电动剃刀，并注意避免损伤皮肤。⑥缝纫时用顶针。⑦避免被宠物抓伤或咬伤。⑧在做可能导致皮肤损伤的活动时戴手套，如洗餐具、种花草、长时间使用化学制剂及洗涤剂。⑨尽量不在患肢手臂进行有创操作，如注射、抽血、输液。⑩如果皮肤出现擦伤、刺破，洗净伤口后再裹上创可贴等，以防感染。出现皮疹、瘙痒、发红、疼痛、皮温增高、发热或流感样症状，应立即就医治疗。

（2）避免上肢受压：①尽量避免在患肢测量血压。②穿着合体的衣服，佩戴宽松的首饰、手表、手环。

（3）避免过热过冷的环境：①在寒冷的环境中注意保暖，避免冻伤或皮肤皲裂。②避免长时间（＞15分钟）接触热环境，尤其是热水浴和桑拿，避免患肢浸泡在高于39℃的水中。③使用热烤炉时戴手套，不空手端热锅，以防烫伤、灼伤。

（4）生活方式：①患肢避免提重物，特别不要用肩带背负重物。②避免力度大而重复的动作，如用力推、拉等。③逐步建立一种持续的、有一定强度的适合自己身体状况的日常活动，在活动期间注意观察患肢的大小、形状、组织、质地、疼痛或沉重感是否有改变，经常休息以使肢体恢复，避免过度疲劳。④降低脂肪摄入量，平衡膳食，保持理想的体重。

（5）佩戴弹力袖套：①穿戴弹力袖套可避免水肿恶化。②当进行剧烈活动时应当佩戴合适的弹力袖套，如久站、跑步等，但应除外患肢有开放性伤口或血液循环不良。③乘坐飞机时应佩戴合适的弹力套袖，下机后要等0.5～1小时才可脱下。

89. 如何观察乳腺癌患者的手臂发生了肿胀？

越早期的水肿越容易恢复，因此，应随时监测淋巴水肿，以便早期识别水肿的发生，同时这种观察还可以不断地督促患者继续坚持保护患侧手臂。乳腺癌患者不妨每月一次测量一下自己手臂粗细的情况，并记录在下表中（表1）。

双上肢周径测量方法：使用软尺分别测量双上肢肘横纹上10cm及肘横纹下10cm处的周径（图5）。

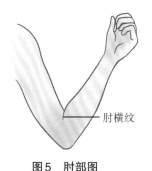

图5　肘部图

表1　手臂周径测量表

测量日期	年　月　日	
测量部位	肘横纹上10cm	肘横纹下10cm
左臂（cm）		
右臂（cm）		
主手力	体重（kg）	

90. 乳腺癌患者发生了淋巴水肿怎么办？

在日常生活中如果发现淋巴水肿，应及时就医。手臂发生轻度或中度水肿，可以休息并抬高手臂、沿淋巴走向自下而上向心性按摩来缓解，也可以通过手臂康复训练缓解；而重度淋巴水肿则可能需要以下方法进一步治疗。

（1）手术治疗。

（2）手动淋巴引流：是一种按摩技术，应由专业的按摩师进行。

（3）压力治疗：即穿戴合适的弹力袖套。弹力袖套经特别设计，使手臂下半部分的压力大于上半部分，形成一定的压力梯度，以促进多余的液体排出。

（4）空气压力泵、微波、药物等其他方法。

91. 乳腺癌患者乳房切除后的身形应如何恢复？

乳腺癌患者乳房切除后会产生一些负性情绪，如心理自卑等，目前有多种方法可以恢复身形。首先，手术后可佩戴临时性轻软义乳，如用柔软、纯棉材料填充胸罩，以减轻患部疼痛。当伤口愈合后，建议使用医用硅胶义乳，其外形、手感及移动都接近自然。一个重量适当的义乳可使患者身体平衡、姿势正确、恢复良好体态。还可以通过乳房重建手术恢复乳房外观，如有需求可咨询外科医生或有经验的整形科医生。另外，乳腺癌患者要注意纠正含胸、患侧肩膀下沉等不良习惯，避免长期不良姿势所致脊柱侧凸的发生。

92. 乳腺癌患者手术后还可以有性生活吗？

性生活的恢复是正常生活恢复的一项重要内容，要正视这个问题，不要回避，试着和伴侣倾谈，说出自己的感受，这种分享能使彼此互相支持。正常、适度的性生活不仅对患者没有伤害，还能促进双方情绪的复原、巩固夫妻关系。需要注意的是，在治疗期间注意避孕，不建议服用避孕药，因为避孕药中的雌孕激素对乳腺癌的治疗有不利影响。鼓励患者使用工具避孕，或置入宫内节育器等。

（三）放疗及护理

93. 放疗是怎么回事？

简单来说，放疗就是利用放射线能杀死肿瘤细胞的基本原理来治疗肿瘤。目前，治疗肿瘤的放射线主要有高能量的 X 射线、高能量的电子射线（β射线）、质子重离子以及最常用来做近距离治疗的伽马射线（γ射线）。这些射线进入肿瘤内通过损伤肿瘤细胞核内的 DNA，导致肿瘤细胞死亡，从而达到治疗肿瘤的目的。

94. 放疗可取代手术治疗吗？

放疗和手术同属局部治疗方法，也是治疗局限性肿瘤最有效的手段。但每位患者在被确诊时肿瘤的病理类型、分化程度千差万别，肿瘤的负荷也各不相同，当决定治疗方案时需要综合考虑每位肿瘤患者的特点，分别采取不同的治疗方法，以求达到最佳的疗效。有的需要手术联合放疗，有的单纯手术即可，有的单纯放疗即可。此外，患者的全身状况、求治意愿等对治疗方案的选择也有重要作用。因此，从整体上来讲，放疗取代手术的说法并不恰当。

95. 用于治疗肿瘤的放疗技术有哪些？

用于治疗肿瘤的放疗技术大致分为常规放疗技术、三维适形放疗技术、调强放疗技术三类。

96. 什么是常规放疗？

常规放疗技术，又称二维放疗技术，已经应用了近100年，现在欠发达国家以及我国的很多医院仍在使用。这种技术较为简单，直线加速器对其所产生的X射线的调控通过一对或两对准直器来实现，照射范围只能进行长和宽的调节，也就是说只能产生不同大小的长方形和/或正方形照射野。而其定位技术也是采用常规模拟机，简单说就像拍胸部正、侧位X线片一样，将需要治疗的部位拍一张正位像和一张侧位像。在这两张定位片上，医生看到的肿瘤与周围组织的关系是由投影所构成的，真正的关系无法在放疗中体现。医生在这两张照片上将肿瘤和需要照射的范围画出来。但肿瘤生长的范围并不规则，而加速器产生的照射野[1]只能是长方形或正方形，为了适应不规则形状肿瘤的治疗，放疗学家想出了用铅块挡掉不需要的射线的方法。因为只能在正、侧位两个方向上对照射野进行修饰，所以将它称为二维照射技术。从临床实践结果来看，常规放疗技术可以治疗肿瘤，但是在杀灭肿瘤的同时，大量的正常组织也受到损害，导致相应的放疗并发

1 照射野：在患者接受放疗前，医生会通过CT扫描进行病灶部位定位，通过电子计算机计算、规划后在患者身体表面划定一个将要进行放疗的照射范围，这个被划定的区域就叫照射野。

症，有些放疗晚期并发症甚至非常严重，对患者生活质量的影响比较大。同时，由于肿瘤形状的不规则，与正常组织有一定重叠，有时为了避免照射正常组织产生严重并发症，需要减少照射的剂量。这使得肿瘤组织无法获得足够的照射剂量，可能会影响疗效，增加肿瘤复发的可能。

97. 什么是三维适形放疗？

CT模拟机以及相应的计算机技术的问世开创了三维适形放疗技术。所谓三维，就是通过CT模拟机扫描所需要治疗的部位，将获得的CT图像传输到治疗计划系统，在治疗计划系统中的CT图像上，将肿瘤和需要保护的正常组织一层一层地勾画出来。在同一层CT图像上，需要勾画所有的肿瘤组织和正常组织（这一过程通常被称为画靶区）。对一个头颈部肿瘤来说，需要勾画的层面有上百层，每一层上又有许多种不同的结构需要勾画，需要医生花大量的时间才能完成。完成靶区勾画后，需要物理师重建图像，也就是利用计算机技术，把需要治疗的部位建成一个虚拟的人体图像。在这个图像上，可以从各个方向上观察肿瘤与正常组织的关系，有了空间的概念，所以称其为三维放疗技术。这个称呼还差了"适形"两个字，也就是说还需要做"适形"的工作，这就需要比二维放疗技术先进的加速器了。这种加速器控制X射线的设备由钨门准直器变成了多叶光栅，也就是说，加速器产生的射野形状使原来的只能是长方形或正方形变成了不规则的形状，这样就可以在三维方向上与本来就是不规则的肿瘤（照射范围）形状相匹配了，再通过计算机计划系统算出各个照射野需要的照射时间和照射剂量。因此，这种技术被称为三维适形放疗技术。由此看出，三维适形技术比二维技术复杂、先进，其对定位设备、加速器、放疗从业人员、治疗计划系统的要求大为提高。同时三维放疗技术由于适形度增加，使肿瘤能够获得所需的控制剂量，治疗肿瘤的疗效得以提高，对正常组织的保护也优于常规放疗技术。与常规放疗技术相比，三维适形放疗技术是放疗的一大进步，但仍有一些缺陷。主要体现在以下几个方面：①对放疗计划的调节能力有限，对复杂靶区计划的适形性差，还是会照射较多的正常组织。②如果靶区需要不同的照射剂量，三维适形放疗技术一般不能在同时给予这些区域不同剂量，所以需要分阶段来完成，疗程长，而且后一个阶段的计划会对前一个阶段的计划产生影响。

98. 什么是调强放疗？

调强放疗需要高级计算机控制加速器的多叶光栅中的每一个叶片，在治疗过程中这些多叶光栅的叶片可以独立运动，形成很多的子野，在一次治疗完成之后，可以同时给予不同区域所需要的不同剂量，这就是剂量强度调节，简称调强，适形在这个技术中是基本条件。有了能够做调强适形放疗的加速器，需要物理师确定最佳照射野个数和方向，利用功能强大的计算机计划系统，根据预先设定的肿瘤治疗剂量和正常组织限制剂量，让计算机对各个方向上的最佳子野和剂量进行优化，称逆向调强放疗计划。由此看出，调强放疗技术比三维适形放疗技术要求更高，肿瘤所接受的照射剂量分布更加适形，更容易得到足够的控制剂量，同时对正常组织保护也更好，患者获益也更多。

99. 放疗的流程是怎样的？

放疗是一个系统工程，需要做大量的工作，一般把整个放疗过程分成3个阶段：第一阶段为放疗准备阶段，第二阶段是放疗计划设计阶段，第三阶段是放疗执行阶段。

放疗准备阶段：确定肿瘤分期，明确肿瘤范围。做好放疗前准备工作，如头颈部放疗前需做口腔处理，肿瘤合并有感染者也需要控制感染，如全身应用抗生素或者局部过氧化氢（双氧水）漱口等。如果有其他影响放疗的合并症也需要先治疗纠正。放疗计划设计阶段：完成患者CT模拟定位、靶区勾画和放疗计划的计算，放疗计划的验证。放疗执行阶段：放疗开始执行，每周需要进行治疗位置是否正确的验证，并对患者的肿瘤和正常组织进行检查，观察疗效和不良反应，以便及时调整治疗方案，并对不良反应给予相应的处理。

100. 什么是放疗计划设计？

简单地说，放疗计划就是物理师设定如何利用射线来达到医生规定的靶区和正常组织所接受的剂量要求的过程。放疗计划，尤其是调强放疗计划的设计是一个非常复杂的过程。需要从业人员有非常丰富的经验和先进的计算机计划系统。现在的计划系统大多是逆向设计计划，在强大的计算机系统的辅助下，制订最优的计划，最大限度地满足对肿瘤照射剂量的要求和对正常组织的保护。

101. 全乳腺根治性切除术后哪些患者需要术后放疗？放疗的作用是什么？

全乳腺根治性切除术后，如患者乳腺肿瘤直径＞5cm，或肿瘤侵犯皮肤，或有较多的淋巴结转移，即使经过手术和化疗，仍有很多人会出现肿瘤复发，故需要术后放疗。放疗是通过放射线杀灭残存的癌细胞，可使肿瘤复发率降低2/3，同时也降低肿瘤的远处转移率，提高生存率。

102. 全乳腺根治性切除术后放疗，需要照射哪些部位？

全乳腺根治性切除术后，一般需要照射胸壁和锁骨上淋巴引流区。视患者的具体病情和手术情况，少部分患者需要照射腋窝和内乳淋巴引流区。

103. 全乳腺根治性切除术后，如果需要做化疗、内分泌治疗、靶向治疗和放疗，怎么安排放疗的时间？

全乳腺根治性切除术后，一般先做化疗（和靶向治疗），然后做放疗。放疗距化疗结束的时间间隔不要太长，一般4～6周。放疗距手术的时间间隔最好控制在7个月以内。放疗的同时，可以继续抗HER-2靶向治疗或内分泌治疗。但放疗一般不与化疗同时进行。需要术后系统强化治疗的患者，放疗结束后再开始系统强化治疗。

104. 乳腺癌患者保乳术后，是先做放疗？还是先做化疗？

保乳术后，如果患者有高危因素[1]需要化疗，一般建议先做化疗。但如果切缘阳性（应该再次手术切除），患者拒绝再次手术，就应先做放疗。

105. 保乳术后，哪些患者需要术后放疗？放疗的作用是什么？

保乳术后，几乎所有的患者都需要放疗，以弥补手术范围的不足，保证局部治疗的疗效。放疗使肿瘤复发率降低一半以上，可提高患者的生存率。

106. 手术后应该采用哪种放疗方法？放疗技术越复杂越先进，效果越好吗？

乳腺癌术后放疗技术因病情而异，放疗技术的选择遵循最高疗效、最低不良反应、最经济的原则。如局部晚期左侧乳腺癌需要照射淋巴引流区时，复杂的先进的放疗技术，如深吸气屏气下的调强技术，可以保证疗效、减轻心肺不良反应。早期乳腺癌需要照射部分乳腺或全乳腺时，混合适形调强技术可以取得很好的疗效，并且不良反应很小。机器只是放疗必需的一个硬件设备，先进的机器往往具有一

---

1 高危因素：患某种疾病危险性高的因素，该因素与疾病的发生有一定的因果关系，当消除该因素时，疾病的发生概率也随之下降。

些方面的优势，但因病而异。有些病情，常规的机器也能取得同样的疗效。放疗是一个团队的工作，需要放疗医生、物理师、技师、工程师、护师等人员的密切配合。放疗涉及治疗方案的决策、放疗计划的制订和验证、放疗的实施以及机器的定期检测等一系列环节。机器越先进、技术越复杂，质量控制和质量保证的要求也就越高。所以放疗不是光靠机器，医务人员的技术水平更重要。

107. 乳腺癌术后放疗要做几个疗程？每次要多长时间？

乳腺癌术后放疗只有 1 个疗程。患者经放疗医生评估后，先进行模拟定位，制订放疗计划，然后开始放疗。放疗从周一到周五，每日 1 次，每周 5 次。根据病情，持续 1 周至 1.5 个月。每次治疗的时间因放疗计划的复杂程度而异，一般为 5 ~ 15 分钟。

108. 乳腺癌晚期患者放疗还能管用吗？

晚期乳腺癌视病情放疗可以缩小肿瘤，减轻症状，提高患者的生活质量，如骨转移患者，放疗可以减轻骨痛，使镇痛药减量或停用。脑转移患者，放疗是控制肿瘤最有效的手段之一。肺转移或肝转移病灶较小、转移灶数目较少时，立体定向高剂量放疗可以杀灭肿瘤，达到和手术切除一样的效果。但是，在晚期乳腺癌的治疗中，放疗只是综合治疗的手段之一。哪些晚期乳腺癌患者适合放疗？放疗与其他治疗手段的时机如何安排？这需要内科医生与放疗科医生共同决定，合理安排。

109. 乳腺癌患者放疗前需要做好哪些准备？

乳腺癌术后的患者，放疗前需要手术伤口完全愈合，患侧上肢经过锻炼后，能够很好地举起。化疗后的患者需要血象恢复正常。具备这些条件后，可以开始定位放疗。

110. 乳腺癌放疗剂量和次数是根据什么来定的？

乳腺癌的放疗总剂量是根据患者体内肿瘤负荷的大小、肿瘤对放疗的敏感性和肿瘤周围正常组织对放疗的耐受程度来定的。理论上，只要放疗剂量足够大，放疗可以根除任何肿瘤。现实是肿瘤周围有正常组织和器官，治疗肿瘤时应最大限度地杀灭肿瘤，同时保证大多数人不会因正常组织损伤而产生严重的并发症。放疗为分次照射，每次照射的剂量很低，逐渐累积，达到肿瘤需要的总剂量。每次的小剂量照射和周末休息，是为了让照射区内的正常组织进行修复，减少不良反应。

111. 乳腺癌放疗必须连续做吗？中间间断对疗效有无影响？

乳腺癌放疗应该连续做完，最好不要中断。中断放疗的时间过长，肿瘤细胞会加速生长，有可能降低放疗的疗效。

112. 什么是放疗前的模拟定位？

患者放疗前首先要制订放疗计划，在模拟定位机上定出要照射的部位，做好标记后才能到治疗机上去执行放疗。这个定照射部位和做标记的过程称模拟定位。

模拟定位机分X线常规模拟机、CT模拟机、MRI模拟机等。模拟定位机既有普通X线透视拍片机（或CT机、MRI机）的功能，又能模拟治疗机的一切机械运动，并与治疗机有相同的几何参数。

定位时，患者躺在治疗床上，使用一些固定装置，如乳腺架、真空垫、热塑体模等，使患者有一个相对舒适、适合治疗的体位。固定装置能帮助患者在整个分次放疗过程中，尽量保持相同的、可以重复的体位。摆好体位后，进行透视，找到肿瘤的位置，定好照射范围和照射角度，并做好标记。使用CT模拟机定位时，只需完成CT扫描和体表标记，患者即可离开。医生和物理师可以在工作站的CT影像上进行肿瘤定位、设计照射范围和照射野。

113. 放疗中为什么要使用铅块、皮肤表面垫硅胶？

放疗中使用铅块是为了遮挡放射线，保护正常组织。铅块的厚度因射线的穿透力大小而异，X线穿透力大，需要6～8cm厚；电子线穿透力小，需要1～2cm厚。皮肤表面垫硅胶是为了增加皮肤和皮下组织的照射剂量，多用于肿瘤非常表浅的部位，如全乳腺切除术后的胸壁。

114. 放疗前患者需要做哪些心理准备？

放疗是一个相对较长的过程，患者在治疗前需要做好准备：①需要树立起战胜疾病的信心，乳腺癌对放疗比较敏感，总的来说，目前治疗效果理想，要相信在医生努力和自己的配合下，一定能够治愈。②需要调整好心态，有的患者得知自己患病后非常害怕，这样对治疗疾病百害而无一益，因此，在治疗前，一定要放宽心，坦然面对，积极配合治疗。③需要构筑好克服困难的心理准备，放疗过程中会出现一些不良反应，这是机体对外来刺激的生理反应，医生也会采取措施将不良反应发生率和严重程度降到最低，帮助患者完成治疗。

115. 放疗前吃东西少或吃不进东西应该怎么办？

有些晚期肿瘤患者一般情况非常差、肝功能受损等都会影响进食；还有些患者全脑放疗中，出现颅内压增高，表现为恶心、呕吐和食欲减退等消化道症状。不同的情况，解决的办法有些差别，原则上有一条，尽量去除导致不能进食的病因，加强营养支持治疗。

116. 放疗有痛苦吗？

放疗本身毫无痛楚，每次治疗时间10～20分钟。在放疗开始前，治疗技术员会为患者进行治疗摆位，患者要尽量放松。当治疗摆位确定后患者会被单独留在治疗室内接受放疗。治疗期间，技术人员会在隔壁房间通过闭路电视小心观察情况。如有需要（出现不适症状，如憋气、心悸等），患者可以通过对讲机与治疗技术员通话；如果体位固定后讲话不方便，可以将腿抬高或举起手臂等动作，技术员会立刻进来给予帮助。

117. 放疗期间可以联合靶向药物吗？

分子靶向治疗药物治疗肿瘤具有非常强的特异性，它可以针对肿瘤细胞发生、发展过程中的特定分子靶点，对肿瘤细胞起杀伤或抑制作用。但由于调控肿瘤细胞生长和肿瘤细胞特征的位点特别多，是一个网络，大部分分子靶向治疗药物单用的治疗有效率只有15%～30%。临床研究证明，分子靶向治疗药物与放疗和/或化疗联用能起到较好的效果。因此，放疗期间可以联合使用有效的分子靶向治疗药物。

118. 乳腺癌患者放疗期间适合做哪些运动？

乳腺癌患者放疗期间除了术后的功能锻炼外，可以适当运动，如散步、慢跑等（骨转移等特殊病情患者需征求医生意见）。适当运动可以减轻疲乏感，改善食欲和睡眠。但最好不要打球或游泳，因为打球时上肢活动量过大，可能会引起上肢水肿；游泳池内的氯对放疗野内的皮肤有刺激。注意运动不要过于激烈、运动量不要过大，如果运动后第2天觉得浑身酸痛、特别疲乏，就说明运动过量了。运动时出现任何不适症状，如气短、疼痛，或发现任何异常，如肿胀等，应立即停止运动，及时就医。

119. 乳腺癌患者放疗期间可以洗澡吗？

如果病情允许，放疗期间是可以洗澡的，但要避开放射野皮肤。注意水温不能太高，选用温和无刺激的浴液。照射区皮肤不要用力搓揉。保持清洁、舒适，维持皮肤完整性。特别提醒注意：医生在放疗定位时，会用皮肤墨水在患者的皮肤上画上标记线，以确保每次放疗定位的准确。所以这个标记非常重要，一定不可以擦掉！如果标记变浅或模糊，应该及时告诉医生，由医生给予标画清晰，切勿自己尝试描画。

120. 乳腺癌术后放疗有哪些不良反应，怎么办？

乳腺癌术后放疗的不良反应分急性不良反应和晚期并发症。急性不良反应发生在放疗中和放疗结束后半年内，包括乏力、血细胞减少、放射性皮炎、放射性食管炎、放射性肺炎。保乳患者可有乳房肿痛。晚期并发症发生在放疗结束半年后，包括皮肤萎缩、保乳乳房纤维化、放射性肺纤维化、缺血性心脏病、上肢水肿、甲状腺功能减退、臂丛神经损伤、肋骨骨折、放疗诱发第二恶性肿瘤等。放疗的不良反应与照射范围和身体的敏感性有关，有的轻微，有的严重，放疗前很难准确预测。

放疗后患者最常见的症状是乏力和放射性皮炎，其他并发症的发生率很低。

减少不良反应的最好方法是预防，制订放疗计划时尽量保护正常组织。急性不良反应可以通过及时的对症处理而缓解，患者如有不适应该及时就医。晚期并发症缺乏有效的治疗措施，一旦出现，很难逆转。

121. 乳腺癌放疗后皮肤会出现哪些反应？

放疗期间，照射区皮肤因射线影响会出现一定的放疗反应，其反应程度与照射剂量、照射面积、部位等因素有关。一般在放疗开始2～3周出现，放疗结束后1～2周可以加重，然后逐渐恢复。治疗范围内的皮肤会有色素沉着、变红，变红的情况和晒太阳后反应一样；皮肤出现干燥、发痒、轻微红斑，毛发会有脱落。随着放疗继续，症状会逐渐加重，如红斑区皮肤疼痛；部分患者发展为干性脱皮[1]、皮肤皱褶处湿性脱皮、皮肤皱褶处湿性脱皮等。

122. 如何保护照射区域皮肤？

（1）避免摩擦和理化刺激：可用温水软毛巾温和的清洗；不用碱性肥皂搓洗；不使用酒精、碘酒、胶布及化妆品；避免冷热刺激，不用冰袋和热水袋。多汗区皮肤，如腋窝、腹股沟、外阴等处保持清洁、干燥。

（2）照射区皮肤宜充分暴露，不要覆盖或包扎，如出现瘙痒不要抓挠，避免人为因素加重反应程度，医生会根据具体情况指导用药。

（3）当皮肤出现脱皮或结痂时，不要撕剥；剃毛发时，使用电动剃须刀，避免造成局部损伤。

（4）皮肤色素沉着不需特殊处理，放疗结束后皮肤颜色会逐渐恢

1　干性脱皮：皮肤的轻度放疗反应，表现为受到照射部位的皮肤出现鳞屑样的表皮脱落，脱落处皮肤干燥，没有渗出。

复正常。

123. 皮肤和黏膜反应在放疗结束后还会持续多久？

照射部位涉及皮肤和黏膜的放疗，如头颈部肿瘤、食管癌、肺癌、胃肠道肿瘤等的放疗，放疗期间及放疗后患者通常会出现皮肤反应和口腔/食管/胃肠道黏膜反应，治疗结束时可能是比较严重的时候，放疗结束后还会持续多长时间呢？这个问题主要受以下两个因素的影响：①黏膜溃疡的范围和深度。如果放疗结束时黏膜溃疡的范围较大，疼痛较明显，医生可能会告知患者存在Ⅲ度的黏膜反应，这种情况下不良反应的持续时间一般在2周以上。一般在放疗结束后的1～2周不良反应会明显缓解，1个月左右局部的黏膜水肿和皮肤反应大部分恢复正常，而3个月左右可以完全恢复正常，这时大部分患者的放疗急性反应消失。②是否同时合并化疗。放疗同时合并化疗的患者黏膜反应的程度比单纯放疗重，而且最严重的黏膜反应可能会在治疗结束后逐渐出现，并持续1个月甚至更长的时间。在这段时间里，需要和治疗期间一样注意口腔黏膜和皮肤的护理。

124. 放疗期间需要使用治疗辐射损伤的药物吗？

治疗辐射损伤[1]的药物较少，有些药物具有减轻放疗损伤的作用，可以考虑适当使用。但由于不同疾病照射部位不一样，损伤的类型和机制也有差别，需要具体疾病具体分析，并咨询主管医生。

---

1 辐射损伤：由电离辐射所致的急性、迟发性或慢性的机体组织损害。

125. 放疗中营养支持为什么特别重要？放疗中什么食物不能吃？

放疗时间长，照射的组织多，特别是口腔、咽部的黏膜比较娇嫩，头颈部放疗过程中会出现黏膜炎，导致口腔疼痛、吞咽疼痛，严重影响进食，导致体重下降；胸部肿瘤放疗时会出现食管炎；腹部肿瘤放疗时会出现腹泻等症状。同时，放疗的全身反应还有食欲下降，这些情况使患者不能进食，或者营养吸收不好，导致营养不良。营养不良的危害非常大，主要有几个原因：①由于进食减少，营养不够，身体合成红细胞、血红蛋白的原料减少，会出现贫血；贫血会引起血液运送氧气的能力下降，肿瘤会因此而缺氧，而缺氧的肿瘤细胞对放射线非常抗拒，影响疗效。②由于营养不够，身体抵抗力下降，易患各种感染性疾病等，会出现发热甚至高热，需要中断放疗，影响疗效。③身体抵抗力和免疫力下降后，抵御肿瘤细胞侵袭的能力下降，容易出现远处转移，总体治疗效果下降。④由于营养不良，会出现体重下降；体重下降后，肿瘤与周围健康组织的相对关系发生改变，导致肿瘤和正常组织的放疗剂量与事先计划的剂量不一致，需要中途调整放疗计划，否则会使肿瘤控制率下降或正常组织损伤加重。因此，接受放疗的患者在治疗过程中以及治疗后一段时间（急性反应恢复期）的营养支持非常重要，患者一定要克服困难，尽可能保持体重稳定。

放疗过程中，对食物的种类没有特殊要求，以高蛋白、易消化和易吸收的食物为主，一般忌食辛辣食物。对头颈部和胸部放疗的患者，食物要求软，不宜吃带骨和坚硬食物，以免损伤口腔或食管黏膜，加重放疗反应。

126. 乳腺癌放疗期间是否需要避免性生活？

放疗期间，可以正常进行夫妻性生活。但要采取避孕措施，若不慎妊娠，放射线对胚胎有害。

127. 乳腺癌放疗影响生育功能吗？

单纯的术后辅助放疗，如进行乳房和高危淋巴引流区的放疗，不会影响生育功能。只有直接照射卵巢或子宫达到一定剂量后，才可能对生育功能造成影响。

128. 乳腺癌放疗效果好坏的判断标准是什么？

乳腺癌放疗效果的判定标准根据病情而异。如果患者体内有可摸到或影像学检查可以发现的肿瘤，放疗后可以通过查体和影像学检查比较肿瘤是否缩小和消失来判断疗效。因为放疗有后效应，放疗结束后一段时间内，肿瘤可以继续缩小，所以一般在放疗结束后1个月复查，疗效比较可靠。如果肿瘤已经手术彻底切除，进行术后辅助放疗，放疗后需要定期复查，如果放疗部位无肿瘤复发，说明放疗有效。

129. 放疗期间在衣服穿着方面应注意什么？

放疗期间建议患者穿柔软宽松、吸湿性强的纯棉类内衣；避免粗糙及化纤类衣物，以减少照射区域皮肤的摩擦和刺激。

（1）颈部接受放疗，上衣最好穿无领开衫，便于穿脱；不要穿硬领衬衫，男士不打领带，以减少颈部皮肤摩擦刺激。

（2）因照射区皮肤非常敏感，应避免强烈的阳光照晒及冷风吹袭，外出时注意防晒（遮阳伞）和保暖（柔软围巾）。

（3）乳腺接受治疗，建议不戴胸罩，保持舒适。

（4）放疗后皮肤会较以前脆弱，需要长期呵护，并避免揉搓皮肤，以免感染。

130. 放疗期间对服药和饮水有什么建议？

（1）放疗期间应多饮水，每日最好在3000ml以上，有助于体内代谢废物的排出，喝水的同时要注意观察尿量，要保持液体出入量平衡。可以将水果、蔬菜榨汁饮用。

（2）进餐及服药前后，宜饮少量温水润滑口咽和食管，以免药物或食物粘贴在咽部或食管表面。吞咽药片有困难时，在确保药物可掰开服用的情况下可以将药片研成粉剂后用水冲服。

（3）如果患者正在服用某些药物（包括中药和保健品），要告诉主管医生。放疗开始后是否需要继续服用，应听从放疗医生的建议。

131. 放疗期间不想吃饭怎么办？

放疗的全身反应包括食欲下降，也就是说不想吃饭，严重时见到饭菜就想吐（这种情况少见）。还有些患者放疗过程中需要接受化疗，也会加重全身反应，多见食欲下降。这种情况下：①要从思想上战胜自己，树立克服困难的信心。②医生会给予一些改善食欲、减轻放疗/化疗不良反应的药物。③经常变换食物的种类和口味，从感官上增加食欲。

132. 放疗期间白细胞减少怎么办？需要停止放疗吗？

放疗期间白细胞减少的情况比较常见，但多数患者白细胞减少的程度都比较轻微，而且减少过程也比较缓慢，对治疗的影响较小。还有些患者在放疗前或放疗期间同时接受化疗，对血象影响较大，有时会出现Ⅲ～Ⅳ度的骨髓抑制[1]，白细胞可能会减少到一个比较低的水平。这种情况下，医生会给予药物治疗，患者也要加强营养供给，尽快恢复白细胞/血小板的水平、纠正贫血等。如果血液学毒性达到Ⅳ级，应该停止放疗，尽快恢复，同时避免感染。

133. 高血压、糖尿病等对放疗有影响吗？

高血压、糖尿病是常见病，多数患者诊断为肿瘤时通常合并这些疾病，如果这些疾病不严重，服药能够控制，不影响放疗的进行。因此，合并这些疾病时也不要太紧张，控制好后可以接受放疗，但一定要控制在正常水平。糖尿病患者对放疗的反应会重一些，黏膜溃疡发生的概率和严重程度会大一些，损伤愈合所需的时间也要长。因此，血糖的控制非常重要。

---

1 骨髓抑制：骨髓中的血细胞前体的活性下降，导致外周血细胞数量减少，是化疗药物的常见不良反应。实验室检查表现为白细胞减少、血红蛋白降低、血小板减少。

134. 乳腺癌放疗患者回家后，对家人有辐射吗？

乳腺癌患者最常接受的是体外放疗，患者躺在治疗床上，机器发出射线，对准肿瘤部位进行照射。射线使人体细胞发生损伤，但患者体内没有放射源，对周围接触的人没有辐射。接受体外放疗的患者自身没有辐射，回家后可以安全地和家人接触。极特殊情况下，患者接受放射性粒子植入肿瘤的放疗时体内会产生辐射，但一般射程很短，医生会有相应的嘱咐。

135. 乳腺癌患者放疗后如何复查？

乳腺癌患者放疗后需要终身定期复查。复查主要包括两个方面：放疗的疗效和放疗的不良反应，患者需要按医嘱定期全面检查和随诊。不同科室要求的复查时间和检查项目是围绕同一个患者制订的，是没有冲突的，不需要重复检查。

（四）内 科 治 疗

136. 什么是化疗？

化疗是化学药物治疗的简称，指用化学合成药物治疗肿瘤及某些自身免疫病的主要方法之一。化疗是一种"以毒攻毒"的全身治疗方法。这类药物主要基于肿瘤细胞较正常细胞增殖更快的特点，通过直接破坏肿瘤细胞的结构或阻断细胞增殖过程中所需的物质来达到杀伤肿瘤细胞的目的。因此，化疗对正常细胞和机体免疫功能等也有一定程度的损伤，可导致机体出现不良反应。

137. 什么是新辅助化疗？

新辅助化疗指在实施局部治疗方法（如手术或放疗）前所做的全身化疗，目的是使肿块缩小、及早杀灭看不见的转移癌细胞，以利于后续的手术、放疗等治疗。对于早期肿瘤患者通常可以通过局部治疗方法治愈，不需要做新辅助化疗。而对于晚期肿瘤患者由于失去了根治肿瘤的机会，通常也不采用新辅助化疗。新辅助化疗通常用于某些局部晚期肿瘤患者，希望通过先做化疗使肿瘤缩小，再通过手术或放疗等方法治愈肿瘤。卵巢癌、骨及软组织肉瘤、直肠癌、膀胱癌、乳腺癌和非小细胞肺癌等都有成功的例子。有些乳腺癌患者希望接受保留乳房的手术，但肿瘤又较大，不适合直接施行该手术。此时，可通过新辅助化疗使肿瘤缩小，再施行保留乳房手术。但新辅助化疗也有风险，有少数患者接受新辅助化疗的效果不好，使病变增大或患者体质下降，也可能失去根治肿瘤的机会。

138. 新辅助化疗的过程中肿瘤会转移吗？转移了怎么办？

新辅助化疗指手术前的化疗，目的是使肿瘤缩小，并指导后续的手术、化疗、放疗等。一般来说，大部分乳腺癌新辅助化疗期间肿瘤不会进展（指局部增大或向远处转移），而且新辅助化疗期间医生都会密切监测肿瘤缓解的情况，一旦有变化及时调整治疗策略，不会影响最终治疗效果。

139. 新辅助化疗后患者什么时候可以接受手术治疗？

对接受新辅助化疗后的患者需要进行影像学的一系列检查，重新评估是否能进行手术治疗。如果外科医生认为有手术可能性，需待患者血象恢复正常后接受手术治疗，通常是在新辅助化疗结束后的第3～4周。如果是采用抗血管生成的新辅助靶向治疗（如使用贝伐珠单抗），通常需要在停止靶向治疗后至少6周才能进行手术治疗，目的是减少术中出血，避免术后伤口不愈合。

140. 什么是术后辅助化疗？

有些肿瘤患者即使接受了根治性切除手术，甚至是扩大切除手术，术后仍有可能出现肿瘤复发或转移，目前研究认为，这部分患者在原发肿瘤未治疗前就已有瘤细胞播散于全身，其中大多数瘤细胞被机体免疫系统所消灭，但仍有少数瘤细胞残留于体内，在一定环境条件下重新生长，成为复发根源。因此，在手术或放疗消除局部病灶后，若配合全身化疗，就有可能消灭体内残存的肿瘤细胞。这种在根治性手术后进行的化疗称辅助化疗。目的是杀灭看不见的微转移病灶，减少复发或转移，提高治愈率，延长生存期。是否需要进行辅助化疗主要根据原发肿瘤的大小、淋巴结是否转移，以及是否存在复发或转移的高危因素（如分化差、有脉管瘤栓等）来决定。不同类型肿瘤的标准不尽相同，部分患者辅助化疗后还可能需要放疗。

141. 手术后多长时间开始进行化疗比较合适？

乳腺癌手术后开始化疗的时间因个体差异而异。根据伤口愈合的情况，大部分患者在术后 3～4 周开始化疗。年龄较大或伤口愈合较慢的患者可以适当推迟化疗时间，但不建议超过 3 个月。

142. 都说化疗很伤身体，可以不做化疗吗？

必要的术后辅助化疗能够减少复发或转移，提高治愈率。虽然有毒性反应，但总体是利大于弊。对于大多数肿瘤而言，目前尚没有能够替代辅助化疗的方法。如果医生建议进行术后辅助化疗，最好是认真考虑医生的建议。患者做决定前应充分了解辅助化疗可能带来的效果。

143. 为什么有的人化疗效果很好，而有的人化疗效果不好？

化疗的效果主要与肿瘤对药物的敏感性有关。是否有效主要取决于肿瘤的特点以及个体间的差异，如同样是肺癌，小细胞肺癌化疗的效果很好，大多数患者化疗后肿瘤会明显缩小甚至消失。相比之下，非小细胞肺癌化疗的效果就不理想。即使同样是肺腺癌，用了同一种药，有的患者特别有效，有的患者却无效；这些均是患者个体间的差异造成的。乳腺癌患者间也存在类似差异。

144. 如果化疗效果不好，该怎么办？

如化疗效果不好，最好与主治医生沟通，分析治疗无效的可能原因。对于乳腺癌患者来说，即使采用目前最有效的方案，仍有一部分患者无效。由于影响化疗疗效的因素很多，对某一个特定的患者而言，又没有特别有效的方法提前预知哪些化疗方案有效，哪些没效，只能通过化疗才知道疗效如何。当然，化疗也不是完全盲目的，有经验的医生会根据患者肿瘤的各种特点，选择一个最适合的化疗方案。如果该方案无效，也会分析治疗失败的原因，提出下一步治疗方法。

145. 如何选择进口药物和国产药物？

进口药物和国产药物都是经过国家药监局审批的正规药物，只要是同一种药物，其成分相同，理论上起的作用也应该相同。但进口药物和国产药物在制作工艺上多少会有区别。在仿制药品用于临床前有关部门会比较国产药物与进口药物的疗效与不良反应，一般来说不会有很大差别，否则就不会被批准在国内使用，但我们经常会在临床中发现患者或家属给予进口药物特别的含义。究竟怎么选择药物，患者有很大的发言权，就像国产电视和进口电视一样，患者主要根据自己经济状况或其他因素来选择。

146. 什么是一线化疗？什么是二线化疗？

第一次化疗时采用的化疗方案称一线化疗，这个化疗方案往往是经过长时间的临床研究显示对大多数患者疗效最好，且可以重复的治疗方法，不良反应相对能接受，价格也能够接受的性价比最高的化疗方案。但没有一个药物或治疗方法是永远有效的，几个周期一线化疗后如果无效就不能再用这个治疗方案，如果不换就不符合逻辑，再换的另一种化疗方案称二线化疗。多数情况下，一线化疗的效果要好于二线化疗。

147. 什么是化疗耐药？

化疗耐药是肿瘤治疗中的一个难题，分两种情况：一种是原发耐药，指一开始就无效；另一种是继发耐药，就是开始的时候有效，接着用就无效了。此时一般需要换药。化疗耐药是不可避免的一种现象。一种药物耐药后，对与其结构类似的另一种药物也会有交叉耐药。更不好理解的是，对与其结构不同的药物可能也会产生耐药。此时换用靶向药物有可能获得一定效果。

148. 如果多种化疗方案均无效怎么办？

如果多种化疗方案均无效，可以尝试参加新药的临床试验。参加临床试验虽然有些确切的结果还不知道，但是一种机会。如果没有更有效的治疗方法，也可以考虑中医等治疗，根据患者的状态给予最佳支持治疗，针对病变做局部治疗，如骨放疗、脑放疗、胸部放疗等。如果经济条件允许，可依据患者具体情况试用靶向治疗。

149. 化疗期间饮食应注意些什么？有忌口吗？

化疗中应注意饮食问题，尤其是中国人，对此非常重视。但现实中对这个问题的认识存在许多误区。受传统的思维影响，人们有很多奇怪的认知，如忌口的问题，治疗中不能吃无鳞鱼、不能吃蛋白质、不能吃羊肉等；还有的患者认为应该使劲补，天天补品不离口。出现这些现象和我们的传统思维方式有关。对疾病产生影响的食物其实并不多，如食用海产品对甲状腺功能亢进、食用过多的淀粉或含糖的食物对糖尿病、饮酒及海鲜火锅等对痛风等会产生影响，但一般的鱼、肉类食物对肿瘤并没有影响，一些不实的传言并没有证据来支持。设想肿瘤患者受到疾病的困扰，常出现营养不良，再不及时补充会对患者的病情造成消极的影响。化疗期间患者常有胃肠道反应，如恶心、呕吐、食欲减退等，这时饮食应该清淡，但应富于营养，并且应服用一些纤维素以帮助患者解决便秘问题。化疗过后休息阶段可以再适当地增加营养。有人认为，应多食补品，补品是什么？其实只是个概念而已，有些补品含有激素，对患者不一定有益，只要患者有食欲，正常的饮食就是最好的补品，花同样的钱可以获得更多的回报。

150. 抗肿瘤化疗药物有哪几大类？

按作用机制抗肿瘤化疗药物通常分为六大类。①细胞毒类药物：此类药物作用于细胞的 DNA/RNA、酶、蛋白质导致肿瘤细胞死亡，如氮芥、卡莫司汀（卡氮芥）、环磷酰胺、白消安（马利兰）、洛莫司汀（环己亚硝脲）等。②抗代谢类药：此类药物对核酸代谢物与酶结合反应有相互竞争作用，影响与阻断核酸的合成导致肿瘤细胞死亡，如氟尿嘧啶、甲氨蝶呤、阿糖胞苷、巯基嘌呤、呋喃氟尿嘧啶等。③抗生素类：有抗肿瘤作用的抗生素类药物，如放线菌素 D、丝裂霉素、博来霉素、多柔比星、平阳霉素等。④生物碱类：主要为干扰细胞内纺锤体的形成，使细胞停留在有丝分裂中期，如长春新碱、长春碱、羟基树碱等。⑤激素类：能改变内环境进而影响肿瘤生长，有的能增强机体对肿瘤侵害的抵抗力。常用的有他莫昔芬、黄体酮、雄激素、甲状腺素、地塞米松等。⑥其他：如甲基苄肼、羟基脲、顺铂、卡铂等。按其对细胞增殖周期的影响，可分为三大类：①周期非特异性药物，对增殖或非增殖细胞都有作用的药物，如氮芥类、环磷酰胺、抗生素类等。②周期特异性药物，作用于细胞增殖整个或大部分周期时相的药物，如抗代谢类药物。③周期时相特异性药物，药物选择性作用于细胞周期的某一个时相，如阿糖胞苷、羟基脲抑制合成期，长春新碱对有丝分裂期的细胞有抑制作用。

151. 为什么大多数化疗方案需要联合几种化疗药进行？

化疗药物按照机制分成很多种，在为患者治疗中多选用几种药物联合使用，当然也有单独使用的时候。肿瘤细胞在其生长过程中细胞要分裂、增殖，在细胞分裂增殖过程中会出现很多生物学过程，将其分成几个期别。有的药物能够对各期别都起作用，而有的药物则只针对细胞的个别期别起作用。很显然，如果联合使用针对不同期别的化疗药物，有可能获得比单个药物更高的疗效，同时可以分散各个药物不同的不良反应，不至于在某个方面的不良反应太明显。这就是常常联合几种化疗药进行化疗的原因。

152. 化疗周期是指1周吗？化疗是天天做吗？

多数化疗方案是3周为1个周期，要化疗4～6个周期，是否需要在医院治疗12周，也就是3～4个月呢？答案是不需要，因为化疗的1个周期包括用药时间和休息时间。在一个周期中不是每天都用化疗药，大部分化疗药物在每21天或28天里只有前3～5天用化疗药物，其余时间休息。药物使用的频率是根据不良反应、代谢时间及人体恢复周期而决定。总的来说，不论什么样的治疗方案，每个周期都会有一定的休息时间。

153. 什么是化疗方案？

当医生给肿瘤患者实施化疗时，会针对不同的肿瘤类型、患者当时的身体状况和既往的治疗情况来选择合适的化疗方案，通常是一种或几种化疗药物的联合应用。为什么将几种药物联合应用呢？化疗的主要目的是最大限度地杀伤肿瘤细胞，同时还要减少化疗药物对人体正常细胞的不良反应，因此，医生会考虑药物对肿瘤细胞的杀伤力、药物的毒性、对肿瘤期的影响、患者的耐受情况，从科学的化疗方案中选出最优的方案进行治疗。

154. 化疗多长时间可以看出疗效？

不同的肿瘤对化疗的敏感性不同，有的肿瘤如果有效则会很快看到疗效，如小细胞肺癌、淋巴瘤等。但就大多数肿瘤来讲要评估疗效需要做2个周期后再评价，过早评估疗效很可能会冤枉一些治疗，因为还没有看见肿瘤大小出现明显变化，但也不能等待太长时间，那样如果无效也会耽误治疗。

155. 晚期肿瘤患者需要做化疗吗？如需要，通常要做几个周期？

一般晚期肿瘤患者指出现远处转移的患者，晚期肿瘤患者不等于没有办法治疗。对于晚期肿瘤患者治疗的主要目的是延长生存期、提高生活质量。不同的晚期患者化疗周期数不同，患者能够承受的情况也不同，所以还应该与医生进行探讨，做好心理准备，配合治疗，争取达到最佳治疗效果。

156. 是不是医生建议术后化疗就说明是癌症晚期了？

许多乳腺癌患者做完局部治疗（手术、放疗）后都需要接受化疗，这并不意味着是肿瘤晚期，准确地说，大多数乳腺癌患者不论早期或晚期，都有可能从化疗中获益，延长生存期甚至是治愈。但何时进行化疗是有科学依据的，并非所有的乳腺癌患者一开始就需要化疗。有的需要在手术前化疗，有的需要在手术后化疗，有的二者均需要应用。当然，对于整个乳腺癌患者群体是这样的，但对于每位患者则需要视具体情况个体化决策。患者在化疗方案的选择上应该听从医生的建议。需要注意的是，化疗要在有资质的肿瘤专科医生指导下进行。

157. 是不是乳腺癌术后都需要化疗？

就像裁缝量体裁衣一样，要根据患者身体状况、术前术后的病理特点（包括肿瘤大小、淋巴结转移个数、手术术式、免疫组化[1]的情况等）作出选择，有些患者可能不需要化疗。

158. 已经诊断为乳腺癌，为什么医生让先接受化疗而不是手术？

手术之前化疗称为新辅助化疗，是相对比较新的治疗理念。对于某些乳腺肿块较大或腋窝淋巴结转移较多患者可以先给予化疗，能缩小肿瘤，降低肿瘤分期，及早预防远处转移的发生，提高长期生存率。新辅助化疗后，医生会根据化疗疗效重新评估手术可行性。另外，对于一部分乳腺肿块较大而又希望接受保留乳房手术的患者，医生也会建议先做化疗，待肿块缩小后再施行保留乳房手术。

159. 乳腺癌化疗一般持续多长时间？

一个化疗周期通常是21天或28天，在此期间，一般用药1～2次，个别患者次数可能会多一些。术后通常化疗4～8个周期，晚期乳腺癌患者的化疗周期数不定，要根据疗效和毒性决定。

---

1 免疫组化：全称免疫组织化学技术。应用免疫学基本原理——抗原抗体反应，即抗原与抗体特异性结合的原理，通过化学反应使标记抗体的显色剂（荧光素、酶、金属离子、同位素）显色来确定组织细胞内抗原（多肽和蛋白质），对其进行定位、定性及定量的研究。

160. 乳腺癌常用的化疗药有哪些？

乳腺癌常用的化疗药物有环磷酰胺、多柔比星、表阿霉素、紫杉醇、多西他赛、卡培他滨、长春瑞滨、吉西他滨、顺铂、卡铂等。

161. 化疗后身体变差会不会加速肿瘤进展？

化疗的确有不良反应，但要正确看待。大部分不良反应都是可以通过药物等手段控制和减轻的，医生会权衡化疗带来的益处和可能的毒性选择是否给予化疗。

162. 化疗都是静脉用药吗？

大部分化疗药都是通过静脉输注的，但现在也有一些口服的化疗药物具有良好的疗效，毒性相对更小，方便在家服药。因此，不要因为体质差拒绝接受化疗，可能错失治疗机会。

163. 化疗期间可以服用中药吗？

化疗期间可以根据身体状况和不良反应服用中药调理身体，减轻化疗反应，建议到正规中医院或肿瘤专科医院中医科就诊，不要轻信某些宣传，更不应该听信某些偏方或中药能治疗肿瘤而放弃正规的治疗。在服用中药之前，应该听主管医生的意见。一些化疗药有可能与某些中药产生相互作用，从而影响疗效。如果患者正在参加新药或新方案的临床试验，一般不建议同时服用中药。

164. 化疗期间可以用其他药物吗？

有些药物可能会干扰化疗的疗效或加重毒性。化疗期间使用其他药物前应该与主治医生确认是否能够使用。

165. 化疗期间饮食应注意什么？

因多数化疗药有致吐性，患者化疗期间常出现食欲减退、恶心、呕吐等症状。在此期间，应少食多餐，不可不吃。饮食以清淡、少渣、易消化为主，避免刺激、油腻、辛辣食物。营养要充足，合理搭配，要确保蛋白质、维生素的摄入。

166. 如何正确认识化疗，消除对化疗的恐惧？

由于化疗有恶心、呕吐、腹泻、脱发、肝功能损害以及白细胞减少等不良反应，不少患者对化疗非常恐惧，认为化疗会削弱已患有重病或者刚经历大手术创伤的身体，得不偿失，因而拒绝化疗。这种情况在日常的医学治疗中屡见不鲜。其实，在目前对癌症的有效治疗方法中，手术及放疗均是局部治疗手段，唯有化疗才是全身性治疗，当然中医药或免疫治疗等也是全身治疗，但就其对肿瘤细胞的杀伤性而言远不如化疗。肿瘤患者应该避免盲目化疗，应该找有资质的肿瘤内科医生制订化疗方案。而对于由化疗引起的呕吐、脱发、白细胞减少等不良反应，目前有很好的止吐药、升白细胞药、保护肝肾功能的预防措施等予以处理，能较好地控制化疗不良反应。有些患者在化疗前给予止吐药甚至不会出现呕吐的反应；对于脱发的患者化疗后可以再生新发。

167. 是不是化疗的不良反应越大疗效越好？

只要化疗，不良反应几乎不可避免。不能根据化疗不良反应的程度来判断化疗效果；并不是化疗反应越大效果越好、没有化疗不良反应就没有效果。化疗成功与否，在很大程度上取决于如何解决好疗效与不良反应之间的关系。不同的个体对药物的吸收、分布、代谢、排泄可能有差异，要密切观察与监测。这不意味着为了追求疗效就可以无止境地增加剂量，在剂量增加的同时，不良反应也在增加，在患者可以耐受的不良反应情况下兼顾最适合患者的最大剂量才是保证疗效的最好方法。绝大部分不良反应与疗效无关。有些患者误以为不良反应越大疗效越好，出现不良反应后采取强忍的方式，不告诉医生进行相应处理，以致影响后续对化疗的依从性，产生害怕心理，对治疗有害而无利。

168. 怎样才能知道化疗药物是否有效？

相信每位患者在化疗前都会做一些检查，这些小检查可起着大作用。从第一次开始使用化疗方案起，大部分方案进行一段时间后会再次做一些辅助检查，如血清肿瘤标志物、CT 检查等，医生会结合相应症状的减轻程度，综合评估化疗药物的效果。

169. 推迟化疗会对治疗有影响吗?

化疗周期是根据化疗药物半衰期、人体恢复时间及肿瘤倍增时间而制订的,多数为21～28天。乳腺癌并不属于倍增时间短的肿瘤,一般来说,如因为个人原因、肝功能异常、白细胞或血小板减少等因素导致化疗推迟几天对疗效的影响并不大。患者不必过分焦虑。

170. 做化疗期间可以上班吗?

随着医学领域的不断发展,人们已渐渐脱离了"谈癌色变"的窘境。现在的化疗不再是"死去活来",如果化疗反应不大,一般情况允许,在化疗间歇期是可以工作的。但也要看患者的工作性质,如果是强体力劳动,最好还是避免,因为化疗间歇期难免出现骨髓抑制,此时免疫力相对低下,适当的休息与睡眠有利于免疫力的恢复,也可以降低感染风险。如果是办公室工作,不会过度劳累,影响不大的则可以适当考虑。

171. 化疗后还可以生育吗?

乳腺癌化疗后是否能生育取决于多种因素。化疗通常会对女性生殖系统产生一定的影响,导致暂时或永久的闭经。如果治疗结束后,卵巢排卵功能恢复正常,就仍存在受孕的可能。目前并没有证据表明,乳腺癌治疗后怀孕会增加乳腺癌复发的风险。但如果仍在接受乳腺癌治疗,包括化疗、内分泌治疗或靶向治疗,建议先不怀孕,以避免药物对胎儿产生的毒性。建议有生育需求的患者，应咨询医生，综合考虑疾病复发的风险，避开术后乳腺癌复发高峰期再受孕。另外，化疗期间也有排卵的可能性，要注意避孕。

172. 如何判断患者是否可以耐受化疗？

化疗过程中可能会出现许多不良反应，或只出现部分，也可能没有任何不良反应出现。这些都取决于化疗药物的种类和剂量，以及不同个体对化疗药物的反应。不良反应持续的时间主要取决于身体状况和所采用化疗方案，正常细胞一般在化疗结束后会自我修复，所以大多数不良反应会在化疗结束后缓慢消失，极少的不良反应会持续较长时间。在每个化疗方案实施之前，医生和护士都会询问患者很多看似"不相关"的事情，如有没有高血压、糖尿病、胃溃疡等基础疾病，有没有抽过烟、喝过酒，有没有食物或是药物过敏，可不可以爬上3楼，中间需要休息几次，甚至是身高和体重等，这些问题都可以判断患者当时的体力状况，以此选择可以耐受的合适方案，每个人的药物剂量都是根据身高、体重计算出来的，是不一样的。

173. 如何评价化疗的疗效？

在化疗药物治疗过程中，正确评价药物的有效性是十分关键的问题。化疗前后都会反复做血液学检查和CT等评价化疗疗效，医生应用肿瘤完全缓解（CR）、肿瘤部分缓解（PR）、肿瘤稳定（SD）、肿瘤进展（PD）这类的医学用语来总结这段时间的治疗效果。对于大多数药物治疗不敏感的肿瘤或晚期肿瘤患者，一味地强调理论上的

CR、PR是不切实际的。治疗时不但看肿瘤大小的变化，更需要考虑患者的生活质量、生存期的长短。很多晚期肿瘤患者通过综合治疗可以长期"带肿瘤生存"，这样的治疗疗效和实际意义不亚于CR、PR的结果。

174. 化疗过程中会出现哪些不良反应？

化疗过程中常见不良反应包括胃肠道反应（恶心、呕吐）、血液毒性（白细胞减少、血小板减少、贫血）、肝肾毒性（肝肾功能异常）、神经毒性[1]（手足麻木、耳鸣）、皮肤毒性（脱发、脱皮、皮疹、脓疱）、心脏毒性（心悸、心律失常、心绞痛）、乏力等。

175. 如何减轻化疗的不良反应？

目前已经有很多方法来预防或减轻化疗的近期不良反应，如化疗前预防用止吐药能减轻恶心、呕吐，白细胞或血小板减少的患者可以应用升白细胞药或升血小板药物。关节酸痛患者可用布洛芬之类的镇痛药加以缓解。但对神经毒性、脱发还没有好的预防办法，此外，个别患者有可能发生与治疗相关的第二原发癌，也无法预防。患者应尽可能保持战胜疾病的决心和克服困难的信心，因为情绪越差越容易陷入反应越大的恶性循环。

1　神经毒性：通常指药物的不良反应。指药物或治疗（如放疗、化疗）除正常的治病作用外，对人体神经系统所带来的损伤。

176. 化疗的不良反应还能消除吗？

化疗药在体内通过一定的时间都能代谢排出，因此，大部分化疗的不良反应在化疗停止后会逐渐消除。

177. 化疗患者为什么会掉头发？头发掉了会再长吗？该怎么办？

化疗药物可以杀灭体内生长迅速的癌细胞，但是由于药物缺乏导向性，也会误伤增殖迅速的毛囊细胞。并不是所有化疗药物都会导致脱发，常见导致脱发的药物包括：紫杉类、多柔比星、环磷酰胺等，尤其是紫杉类药物，可能会导致头发掉光。通常在化疗开始后的2～3周会出现明显的脱发，由于个体差异性，脱发的程度也会不同。当化疗结束后这些抑制毛发生长的因素就逐渐淡出，发根又会逐渐恢复生长，个别患者重新长出的头发还是卷发，但时间久了还是会变成直发。在医院里化疗后出现脱发的现象十分常见，别人不会用惊异的目光看待患者，但在其他场合有人对患者不了解，也有患者过多的自我暗示。可以到商店去购买假发。戴假发不仅是患者的专利，也是很多人的爱好，患者可以随心挑选中意的假发，体会平时不曾尝试的事物。当然随着科技的进步有些治疗药物已经有所改进，相信治疗后掉发现象会逐渐得以改善。

脱发后要保护头皮：防止头皮干燥，采用温和的洗发护发用品或润肤膏；夏季防晒，可选用帽子，避免长时间暴露于阳光下以避免晒伤；冬季保温，戴棉帽。

178. 化疗时患者有恶心、又吐不出来怎么办？

随着对化疗后患者恶心呕吐机制的研究，开发了很多有效的止吐药物，三联止吐方案显著缓解了患者的恶心呕吐，现在已经很少再看到因为长期呕吐反应而不能坚持化疗的患者。化疗时有的患者会自觉恶心，但又吐不出来，此时可用止吐药物治疗。止吐药物大多是经静脉使用，也有口服的，可以结合使用，如果不理想还可以结合糖皮质激素（地塞米松）治疗。但这些止吐药物也有不良反应，如便秘、腹胀等。除药物治疗外，还有一些辅助手段可以减轻症状，如喝有味道的水或饮料，吃水果。如果感觉药物有异味时，可以闻一些有味的水果，如橘子、橙子等。同房间患者如果出现恶心、呕吐，应尽量避开，输完液后也可以走出房间，散散步，呼吸新鲜空气。做自己喜欢的事情，如听音乐等。患者回家后可以适当参加一些文体活动分散注意力。还可以按照中医疗法，按揉内关穴，对胃起到保养作用。化疗患者应记录自己呕吐的量、颜色及次数。找医生进行止吐药物治疗。出现呕吐时应该采取侧卧位，以免发生呕吐物进入气管引起呛咳。及时漱口，清洁口腔。有义齿（假牙）要取下后漱口。还可以参考有恶心、无呕吐的其他方法缓解症状。

179. 化疗后大便干燥怎么办？

首先应向医生说明大便干燥的原因，医生会分析是否与疾病和治疗有关。除按医生医嘱给予的药物治疗以外，还可以非药物性干预，

饮食：增加膳食纤维和水的摄入、增加运动等。蔬菜、水果等膳

食纤维的摄入，可改善便秘症状谱，包括排便频率、粪便性状、排便疼痛和结肠转运时间等；每天摄入2000ml水会增强膳食纤维的通便作用，因此多项便秘指南推荐每天的水摄入量为1500～2000ml。建议患者化疗前一晚开始至化疗结束，每天清晨、晚上睡前各服蜂蜜水300ml（糖尿病患者禁忌）。患者化疗期间宜进食清淡易消化食物，少食多餐，多食用富含维生素的新鲜蔬菜、水果及高纤维的膳食，如西红柿、豆类等；患者在增加纤维素摄入的最初几周，可能会经历腹部不适、胃肠胀气或排便习惯的改变。这些影响会因为慢慢增加纤维素用量而减小，肠道纤维耐受会增强，开始每天增加3～4g直至增加到每天6～10g；建议患者适当进食有润肠通便作用的食物，如蜂蜜、芝麻、香蕉等；建议患者饮水1500～1700ml，特别是每天清晨空腹饮温开水1杯，同时注意观察尿量。患者忌食烈酒、蒜、辣椒等刺激性食物，少吃油腻食物。不鼓励饮用咖啡、茶和葡萄柚汁，因为这些饮料有利尿作用。

排便指导：《中国慢性便秘专家共识意见（2019）》指出，排便时间，建立定时定点的良好排便习惯，晨起的起立反射可促进结肠运动，有助于产生便意。大部分人群排便行为在早晨，男性一般在7：00至8：00，女性晚男性1小时左右。

蹲位排便姿势。蹲位时腹压并无明显增加，且此时耻骨直肠肌放松，排便时的直肠肛角变大（126°），大于正常坐位时的直肠肛角（100°），直肠管腔变直、排便所需的直肠应变就小，有利于粪便的排出；蹲位排便可缩短排便时间，改善排便困难。现在居家大部分为坐便器，可以采用垫高双足的方式达到蹲位，但要坐到便器上再垫脚凳，起身时先撤脚凳再起身，化疗患者要根据自身情况选择排便体位，防止排便过程中发生跌倒或起身时发生跌倒，可请家属协助起身。

排便时可将双手压在腹部，做咳嗽动作，同时患者使用膈肌呼吸运动和腹部肌肉锻炼，可以增加腹压，促进排便；同时应集中精力，不要在排便时阅读报纸或做其他事情，养成良好的排便习惯。

180. 化疗后手指、足趾出现麻木怎么办？

患者在使用某些化疗药物，如紫杉醇后可出现手指、脚趾麻木以及感觉异常现象。出现此症状后可以使用营养神经的药物。日常生活中要注意对于手脚麻木患者需做到五防：防跌倒、防磕碰、防烫伤、防冻伤、防锐器伤。①鞋和衣裤选择，外出和居室内均选择包住脚趾和脚跟的平底鞋，禁止穿高跟鞋、松糕鞋或拖鞋外出；裤要长短、肥瘦适中、腰带松紧适度，防止过长、脱落绊倒。②预防烫伤：避免接触热源（如开水、热锅、明火等），使用热水可以让家属协助，无人协助时先倒入凉水，再兑入热水；夏季中午炎热时避免长时间在户外，防止晒伤。③预防冻伤：冬季保暖，洗漱尽量使用常温水，外出可以戴手套、穿厚袜子；禁止长时间触摸冷冻的物品，寒冷地方减少直接接触铁质物品。④防锐器伤：避免使用剪刀、水果刀等锐器，必须使用时可以让家属帮助。⑤饮食：选择易于消化并富有营养的软食，补充维生素B_1含量高的食物，如胚粉、大麦、青稞、小米等杂粮，大豆等豆类，白菜和坚果等。⑥医生指导下口服一些营养神经的药物，如甲钴胺、维生素B_1、叶酸等。

181. 化疗后出现口腔黏膜炎或口腔溃疡有什么方法减轻疼痛?

有很多种化疗药物可以引起口腔黏膜炎。口腔溃疡多在用药后5～10天发生,3～4周会消失。有些化疗药物会使您的味觉改变,如感觉更咸,更苦,有金属味。化疗结束味觉会恢复正常。有些漱口液可帮助溃疡愈合,还可以局部外用麻醉药物镇痛,帮助患者进食。保持口腔清洁、润滑和控制疼痛很重要。以下措施可有助于改善化疗患者的生活质量:①在使用化疗药物前5分钟采用口含冰屑(冰屑完全融化前应充满口腔)持续30分钟。②用生理盐水或碳酸氢钠水每日多次漱口(避免使用市场销售的漱口液,因为其酒精含量高,刺激口腔黏膜)。③保持口腔湿润,可以使用加湿器保持房间的湿度,每日喝水1500～1700ml,6～8杯,保持口腔湿润。④保持口腔和牙齿清洁:饭后及睡前用软毛牙刷或海绵牙刷刷牙(去掉义齿),最好不使用含氟牙膏。⑤避免进食粗糙、尖锐及刺激性食物,如烈性酒、辛辣食物、葱、蒜、醋和咸味食品。⑥避免过冷、过热的食物(如热咖啡、冰激凌)。⑦若您配戴义齿,每餐后应将义齿清洗干净。⑧可用凡士林或润唇膏保持嘴唇湿润。⑨若口腔炎症较严重,影响进食和饮水,应及时到医院就诊。

当口中有金属味时,可以这样做:①避免接触金属餐具,使用瓷质餐具。②可以吃冰水、冷藏或冷冻的食物,饮用非罐装饮料(视使用的化疗药物而定,需禁冷的化疗药禁用此方法)。③补充维生素C和维生素E,多吃蔬菜和新鲜水果。④避免牛肉,用鸡肉、鸡蛋或乳制品替代。⑤用甜的酱料腌制肉类。⑥食用柠檬糖、薄荷糖或口香糖等掩盖金属味并刺激唾液分泌。

182. 使用化疗药物后出现白细胞、血小板减少怎么办？应该注意些什么？

使用化疗药物后出现白细胞和血小板减少是化疗后最常见的不良反应，根据骨髓抑制的程度给予升血的药物治疗，并按时监测血象。

白细胞总数低于4×10^9/L或粒细胞低于2×10^9/L为白细胞减少，患者机体免疫力下降，容易发生感染。此时患者应注意：①减少外出，避免去人群聚集的公共场所，外出时戴口罩。②每日开窗通风两次，每次30分钟，保持空气新鲜，避免感染。③避免接触动物，尤其是它们的排泄物。④养成良好的卫生习惯，勤洗手，饮食要加强消毒，勿食生冷、不洁的食物，避免食外卖或腌制的食品，餐前、便前、便后彻底洗净双手。⑤活动轻、慢，避免因受伤而增加感染机会。⑥监测血象变化，必要时遵医嘱应用升血药，给予升血针后可能会出现发热、全身肌肉骨骼疼痛等不适，如出现此类症状应告知医生，给予相应处理减轻不适。⑦减少探视，严密监测体温。⑧天寒注意保暖，避免感冒，不要接触患有感冒的人，避免交叉感染。⑨增加营养，多吃一些能升白细胞、增强机体免疫力的食物，如蜂王浆、牛肉等。⑩白细胞减少至1.0×10^9/L以下时要对患者房间进行消毒，常用方法是采用紫外线房间消毒，每天2次、每次30分钟。照射紫外线时患者可以离开房间，不离开房间时用毛巾或被单遮盖露出的皮肤（面部、手足）。早晨要进行房间通风。

血小板低于100×10^9/L为血小板减少，当血小板低于50×10^9/L

时会有出血危险，当血小板低于$10×10^9$/L时容易发生中枢神经系统出血、胃肠道出血及呼吸道出血。因此患者生活中应注意：①少活动，慢活动，尽量卧床，避免磕碰。②饮食宜软，易消化，温度不宜过高，可以选择流食或半流食，避免进食骨头、鱼刺、粗纤维等较硬的食物，以免划伤胃肠道。③刷牙时使用软毛刷，选用电动剃须刀剃胡须。④剪短指甲，以免划破皮肤；避免抓挠、剔牙、抠鼻等容易带来损伤的动作，各种穿刺拔针后加长按压时间。⑤监测血常规变化，必要时应用升血小板药。⑥观察大小便颜色，注意有无消化系统和泌尿系统出血，女性月经期注意月经量，如有异常及时告知医护人员。如患者出现视物模糊、头痛、头晕、呕吐等不适提示有颅内出血的可能，应立即就医。

183. 出现皮疹、甲沟炎、手足脱皮、有破溃怎么办？

多种化疗药物可以导致皮肤反应，如使用吉西他滨可以出现皮疹，多发生在前胸、后背及面部，医学上称为丘疹脓疱症状；口服卡培他滨可以出现手足脱皮、红肿或破溃等现象，医学上称为手足综合征。一旦出现上述症状，无论轻重，都要及时咨询医生，根据具体情况调整治疗及对症处理。在日常生活中应避免发生感染：①减少手足部的摩擦，避免接触高温物品，穿合适的鞋，使用能减震的鞋垫，在家里可以穿拖鞋，坐着或躺着的时候将手和足放在较高的位置。②减少手足接触热水的次数。③可以涂保湿润肤霜，保持皮肤湿润。④注意不要抓挠皮肤，如果瘙痒严重可以使用炉甘石洗剂涂抹。⑤洗浴时减少使用洗浴用品，可以使用婴幼儿洗浴用品，减少对皮肤的刺激，有助于丘疹脓疱症状减轻。⑥避免在阳光下暴晒。外出时应涂抹防晒指数至少为SPF30的防晒霜。⑦避免进食辛辣、刺激性食物。如果出现水疱要请医务人员处理。出现脱皮时不要用手撕，可以用消毒的剪刀剪去掀起的部分。必要时在医生指导下使用抗真菌或抗生素治疗，也可以在医生指导下口服维生素B_6。

184. 化疗后腹泻怎么办?

腹泻是肿瘤患者化疗中最常见的并发症之一。典型临床表现为：化疗期间出现无痛性腹泻或伴轻度腹痛，喷射性水样便，每天数次或数十次，持续5～7天，严重者长达2～3个月。轻者会降低患者的体质和生活质量，频繁性的严重腹泻需要减少化疗剂量甚至中断化疗，严重者可导致水电解质紊乱、血容量减少、休克甚至危及生命。①饮食：患者选择温热、柔软、易消化、高热量、高维生素、低脂肪饮食，坚持少量多餐，避免刺激性、高渗性、产气及油腻性食物，忌食生冷拌菜；建议患者保证液体的摄入，液体种类除白水外，还可选择清汤、温热的茶、运动饮料等，只补充水会导致缺乏必需的电解质和维生素，补充水分的同时要注意观察尿量。忌用碳酸饮料和含咖啡因的饮料，因其可能加重腹泻；建议患者饮食中适当增加含果胶的食物，如香蕉、苹果。果胶是一种天然的纤维素，可以减轻腹泻；避免吃一些刺激胃肠道的食物，如全麦食品、坚果、玉米等；避免油腻、辛辣食物，如咖喱、胡椒粉、大蒜和油炸食品；进食低脂、精细、富含钾的食物，如香蕉、米饭、干面包等；保持食物的清洁，避免变质，同时对食物进行加热，以达到消毒的目的。有文献报道，指导患者每天饮用含双歧杆菌的酸奶，早、晚各1瓶，化疗性相关腹泻发生率明显降低；指导患者化疗期间每日1次食用山药薏米粥，对于预防腹泻也有一定疗效。②预防压力性损伤：年老体弱及长期卧床患者易发生化疗相关性腹泻，建议患者及家属保持床铺清洁、干燥；及时更换污染的床单及衣物，定时翻身。③腹部护理：告知患者及家属避免腹部按摩、压迫和负压增加等机械性刺激，减少肠蠕动，有利于减轻腹痛症状。调整患者所用的被服或衣物，特别注意腹部保暖。④若大便频繁、持续腹泻，应及时报告医生护士，避免严重反应的发生。⑤化疗后出现腹泻的患者，应及时遵医嘱使用止泻的药物，严重者及时就医。

185. 化疗中出现血小板减少应如何处理？应注意哪些问题？

血小板减少会引起出血时间延长，血小板计数的正常值为（100 ~ 300）×10^9/L。理论上当血小板 < 50×10^9/L 时会有出血危险，轻度的损伤可引起皮肤黏膜的淤点；当血小板 < 20×10^9/L 时，出血的危险性增大，常可以有自发性出血，需要预防性输注血小板；血小板 < 10×10^9/L 时容易发生危及生命的中枢神经系统出血、胃肠道大出血和呼吸道出血。化疗中较少出现血小板减少引起的严重出血并发症。有出血倾向者，应给予输注血小板以及止血药物；没有出血倾向者，若血小板 > 20×10^9/L，应该卧床休息，避免磕碰，使用一些血小板生长因子等药物，观察病情。

186. 化疗中出现贫血应如何处理？患者应注意哪些问题？

血液中红细胞为全身各种组织器官提供氧气，当红细胞太少而不能向组织提供足够的氧气时心脏工作就会更加努力，患者会感觉到心脏跳动很快。贫血会使患者感到气短、虚弱、眩晕、视物模糊和明显的乏力等。根据贫血程度的不同，医生会给予重组人促红细胞生成素、口服铁剂、维生素，甚至是输红细胞悬液以加快贫血的纠正。在药物治疗的同时也需要患者有足够的休息、减少活动、摄入足够的热量和蛋白质（热量可以维持体重，补充蛋白质可帮助修复治疗对机体的损伤）、缓慢坐起与起立。

187. 什么是乳腺癌内分泌治疗？

乳腺癌是威胁我国广大女性健康的最常见恶性肿瘤之一。并不是所有的乳腺癌都一样。临床上，根据病理报告中雌激素受体（ER）、孕激素受体（PR）、HER-2基因、增殖指数（Ki-67）这4个指标，可以把乳腺癌分为不同的亚型。其中雌激素受体和孕激素受体表达阳性的肿瘤，其增殖生长会受到激素的刺激。内分泌治疗是乳腺癌治疗的一种手段，通过降低患者体内雌激素水平，或阻断雌激素对乳腺癌细胞的作用，从而阻止肿瘤的生长繁殖，达到治疗肿瘤作用。内分泌治疗对正常细胞的影响小，因此不良反应较小，一般身体状况差、老年性患者较适用。起效时间一般为2～8周，肿瘤缓解期长，治疗期间不需要止吐、升白细胞治疗，治疗费用较低。疗效较好。

188. 乳腺癌内分泌治疗在乳腺癌术后辅助治疗中的地位如何？

目前，在乳腺癌术后辅助治疗中，化疗、放疗、内分泌治疗、靶向治疗已经成为乳腺癌术后辅助治疗中不可缺少的一部分，彼此各自发挥作用，不能够被替代或者省略。研究显示，雌激素受体（ER）阳性乳腺癌术后口服他莫昔芬5年，可以使一半的患者免于复发，5年病死率减少26%，同时他莫昔芬可使对侧乳腺癌发生风险降低一半。第三代芳香化酶抑制剂可以明显改善绝经后乳腺癌患者的无病生存，降低复发风险，其在乳腺癌辅助内分泌治疗标准方案的地位已经确立。

189. 为什么要进行乳腺癌术后内分泌治疗？

乳腺发生癌变后，一部分肿瘤细胞能够依赖雌激素的刺激而生长和增殖，雌激素就如同这种肿瘤细胞的粮食；对于这部分肿瘤细胞，如果去除雌激素的刺激，就如同肿瘤细胞断了粮食，肿瘤细胞会发生生长抑制，肿瘤缩小甚至消失，还有部分绝经后女性体内雌激素主要来源于肾上腺雄激素的转化，转化过程需要芳香化酶的辅佐，而芳香化酶抑制剂可以阻断这个过程，从而抑制雌激素的生成。因此，内分泌治疗是乳腺癌的一种常见且有效的治疗方法。

190. 哪些乳腺癌患者术后适合做内分泌治疗？

目前建议对ER（雌激素受体）和/或PR（孕激素受体）阳性的乳腺癌患者，不论其年龄、月经状况、肿瘤大小和区域淋巴结是否转移，术后都应该接受辅助性内分泌治疗。若患者腋窝淋巴结阴性、肿瘤直径＜1cm、年龄＜35岁，且患者不愿意进行内分泌治疗，可以不用对患者实施辅助内分泌治疗。每个患者依据不同绝经状态、年龄、疾病的严重程度，给予不同的药物治疗，治疗方法不是一成不变的。应遵照医生的建议使用。

191. 乳腺癌术后内分泌治疗包括哪些药物？

患者是否已经绝经，对内分泌药物的选择很重要。

（1）绝经后患者的内分泌治疗：芳香化酶抑制剂（包括非甾体类如阿那曲唑和来曲唑、来曲唑，甾体类如依西美坦）、雌激素受体调节剂（他莫昔芬和托瑞米芬）、雌激素受体下调剂（氟维司群）、孕酮类药物（甲地孕酮和甲羟孕酮）、雄激素（氟甲睾酮）及大剂量雌激素（乙炔基雌二醇）。

（2）绝经前患者的内分泌治疗：在卵巢功能抑制基础上（卵巢功能抑制药物戈舍瑞林或亮丙瑞林和手术去势）进行，未行卵巢功能抑制者，可考虑雌激素受体调节剂（他莫昔芬和托瑞米芬）、孕酮类药物（甲地孕酮和甲羟孕酮）、雄激素（氟甲睾酮）及大剂量雌激素（乙炔基雌二醇）。

（3）绝经前和绝经后患者均可考虑在内分泌治疗的基础上联合靶向治疗（CDK4/6抑制剂阿贝西利、mTOR抑制剂依维莫司、HDAC抑制剂西达本胺等）。

192. 乳腺癌术后芳香化酶抑制剂治疗有几种用法？

主要有3种用法，每种用法适合不同的人群，因此每个患者的治疗不同。

（1）起始方案：芳香化酶抑制剂单药治疗5年，适合绝经后的患者。

（2）后续强化方案：接受5年他莫昔芬后，继续接受5年芳香化酶抑制剂治疗，适合治疗5年后绝经的患者。

（3）转换方案：初始使用他莫昔芬的患者，治疗期间可以改为芳香化酶抑制剂，适合复发风险较低的患者。

193. 乳腺癌内分泌治疗的不良反应有哪些？

不同内分泌治疗药物的不良反应不同，但总的来说比较轻微。常见的不良反应如下：①骨质丢失带来的骨密度下降、骨折发生增加、骨痛、晨僵等。建议每6个月检测一次骨密度；骨量减低者，给予维生素D和钙片治疗，如无效可考虑双膦酸盐治疗。②可能会出现一些类更年期症状，如失眠、潮热、烦躁等。注意情绪调节，适当锻炼，放松心情。③内分泌治疗药物中的芳香化酶抑制剂会带来心血管系统不良反应，包括低密度脂蛋白升高、动脉粥样硬化等。定期复查血脂、超声心动图等辅助检查。④内分泌治疗药物中的他莫昔芬会造成子宫内膜增生、血脂异常等。定期进行妇科检查，通过B超检查子宫内膜厚度。⑤新型内分泌药物引起的不良反应，如氟维司群有注射部位反应、虚弱、肝酶升高、恶心、呕吐、腹泻、皮疹等，以及CDK4/6抑制剂阿贝西利引起恶心、呕吐、胃痛、便秘、口疮、食欲减退、体重减少等。尽管内分泌治疗可能会带来这些不良反应，总的来说，它仍是利大于弊，要积极进行内分泌治疗。

194. 乳腺癌术后内分泌治疗应从什么时间开始？

一般无特殊情况，乳腺癌患者术后化疗结束后就可以开始内分泌治疗，化疗后需要放疗的患者，可与放疗同时进行内分泌治疗，如果不需要放化疗等，一般在术后1个月左右开始进行。术后辅助内分泌治疗时间上，以往推荐为5年，因术后5～10年处于术后复发高峰，现在结合最新研究成果，延长内分泌治疗时间到10年，已经得到了专家们的普遍认可。

195. 乳腺癌患者为什么容易出现骨质疏松？

骨质疏松是指骨矿物质含量低下、骨结构破坏、骨强度降低、骨脆性增高，因此导致骨折风险增加。正常人骨矿物质含量与性别、年龄密切相关，女性低于男性，成年女性在30～40岁骨矿物质含量达到最高峰值，之后随年龄的增长逐渐下降，绝经后尤为明显，因为雌激素能够促进骨中钙的沉积，绝经后由于女性体内的雌激素水平的迅速下降，可以导致骨内的钙沉积减少，破骨细胞活性增加，从而产生骨质疏松。乳腺癌多发于老年女性，更重要的是乳腺癌的相关治疗都会增加骨质疏松的患病风险，如化疗、内分泌治疗等。尤其是内分泌治疗，包括卵巢去势和使用芳香化酶抑制剂等，通过降低雌激素导致骨矿物质加速流失而导致骨质疏松，因此，乳腺癌患者要重视骨的健康管理，包括改变不良生活方式，加强体育锻炼，适当补充钙剂和维生素D，定期监测骨代谢指标、测量骨密度等。

196. 什么是骨密度？

骨密度的全称是骨骼矿物质密度，是骨骼强度的重要指标，正常人骨矿物质含量与性别、年龄密切相关，女性低于男性，30～40岁达到最高峰值，之后骨矿物质含量随年龄的增长逐渐下降，女性尤为显著。临床通常使用T值判断骨密度是否正常。T值是一个相对值，正常参考值在−1～＋1。T值为正值或零，显示被测人骨密度良好。如果T值为负值则被测人为骨密度降低，如果T值＜−1为骨密度轻度降低，在−2＜T值＜−1为骨密度中度降低，T值＜−2为骨密度重度降低。

骨密度是骨质量的一个重要标志，是反映骨质疏松程度、预测骨折危险性的重要依据。骨密度每减少一个标准差值，预示今后发生骨质疏松性骨折的风险将增加约50％。运动和饮食对人体骨矿物质含量的影响是相当大的，注意饮食，同时药物补钙，适当体力劳动和锻炼，可以减少骨量丢失和降低骨折风险。

197. 检查血钙能否有助于判断存在骨质疏松？

血钙指存在于血液中的钙，骨钙是指存在于骨骼中的钙，骨骼是人体钙的"仓库"。血钙浓度对维持正常人体内环境非常重要，始终处于动态平衡中，如果机体摄入钙不足或消耗过多引起血钙水平降低，骨钙就会分解释放到血液中，维持正常的血钙水平，称为"钙搬家"。因此，骨质疏松患者即使骨骼缺钙，但血钙水平一般正常，诊断骨质疏松最好的办法是骨密度检查，血钙不能判断是否存在骨质疏松，这就是骨质疏松的患者血钙数值正常仍需要补钙的原因。需要注意的是骨质疏松患者如果血钙的数值出现异常，还要排除甲状旁腺疾病等导致的继发性骨质疏松症的可能。

198. 怎样预防芳香化酶抑制剂造成的骨质疏松？

接受芳香化酶抑制剂治疗的患者在治疗前需要检测基线的骨密度，并要在治疗过程中定期监测，了解骨质疏松的程度，以便于调整治疗，同时还要建立良好的生活方式，如适当运动，包括阻力运动和负重运动，戒烟、戒酒等；每日补充足够的钙和维生素 D，国际骨质疏松症基金会推荐绝经后女性每日摄入1300mg钙和600U维生素 D，接受芳香化酶抑制剂治疗者每日至少摄入800U（≤2000U）维生素 D；必要时要考虑使用双膦酸盐或地舒单抗等药物抑制骨吸收。基于目前的证据，唑来膦酸4mg每6个月1次是防治芳香化酶抑制剂相关骨质流失的首选药物，其他药物如利塞膦酸钠或地舒单抗等可酌情选用进行个体化治疗。

199. 哪一类复发转移性乳腺癌患者内分泌治疗的疗效较好？

对内分泌治疗敏感的患者通常具有以下特征：雌激素受体和/或孕激素受体阳性，较长的无病生存期（≥2年），无或局限脏器转移，慢性病程和转移部位少、相关症状轻微，既往内分泌治疗有效等。随着CDK4/6抑制剂广泛应用于临床，内分泌治疗的疗效有了明显的提高，中国临床肿瘤学会（CSCO）指南指出对于激素受体阳性、

HER-2阴性的晚期乳腺癌，只要患者不伴内脏危象，均应该优先选择CDK4/6抑制剂联合内分泌治疗。只有肿瘤迅速进展、内脏转移广泛或症状明显、存在内脏危象、需要快速减轻肿瘤负荷的患者，应先给予化疗等起效更快的治疗，对于这部分患者应用CDK4/6抑制剂联合内分泌治疗的研究已经取得初步的结果，但数据仍然有限，正在开展大规模的研究。

200. 什么是绝经？绝经与内分泌治疗有何关系？

绝经通常指生理性的月经永久性终止，也可以是指乳腺癌治疗所致的卵巢合成雌激素的功能永久性丧失。绝经的真正含义在于卵巢功能是否衰竭，化疗所诱发的暂时性闭经不是绝经。

因为内分泌治疗药物的作用机制不同，有些只能用于绝经后患者（如芳香化酶抑制剂、氟维司群），所以判断患者是否绝经就成了选择内分泌治疗药物的重要依据。

201. 乳腺癌患者化疗后停经数月，是否算绝经？

化疗药物有细胞毒作用，会打击并抑制卵巢功能，可以导致部分患者在化疗期间出现月经延迟甚至停经现象，但不能据此就判断患者已达到绝经，化疗导致的闭经和自然状态下的绝经是完全不同的，尽管外周血中雌激素水平可以降到绝经水平，但患者卵巢功能还可能是正常的，有恢复可能，所以化疗结束后有的患者会逐渐恢复月经。乳腺癌患者的年龄、治疗后闭经时间、雌二醇和卵泡刺激素水平是最主要的判断月经状态的指标。患者化疗时的年龄越小，卵巢恢复功能的概率越大。临床上为患者选择内分泌药物时，需要慎重判断患者是否绝经。

202. 乳腺癌患者绝经的判断标准是什么？

绝经通常指生理性的月经永久性终止，也可以是指乳腺癌治疗所致的卵巢合成雌激素的功能永久性丧失。绝经的真正含义在于卵巢功能是否衰竭。

关于绝经有几条明确的定义：①双侧卵巢切除术后。②年龄≥60岁。③年龄＜60岁，在没有化疗或服用内分泌治疗药物及促黄体素释放激素（LHRH）受体拮抗剂的基础上自然停经≥1年，同时卵泡刺激素和雌二醇水平必须在绝经后水平。④年龄≥50岁，化疗后或在服用内分泌治疗药物期间闭经至少12个月，且雌二醇及卵泡刺激素水平连续测定至少3次均达到绝经后水平者；年龄在45～50岁，化疗后或在服用内分泌治疗药物期间闭经至少24个月，且雌二醇及卵泡刺激素水平连续测定至少3次均达到绝经后水平者；年龄＜45岁者由于卵巢功能恢复的概率较大，原则上不适用本标准。

203. 什么是卵巢去势？有哪些方法可致卵巢去势？

卵巢去势指通过手术、放疗或药物治疗等方式消除卵巢的功能，以减少或停止女性机体内产生的雌激素，从而提前进入绝经状态。卵巢去势的方法有3种，分别为卵巢切除术、卵巢放疗和药物卵巢去势。因卵巢位置变化较大，造成卵巢放疗的疗效不确切，且不良反应较大，故卵巢放疗去势现在临床上已很少使用。现在常用的方法为双侧卵巢切除术和药物性卵巢去势。

204. 卵巢去势与真正绝经有哪些区别?

卵巢去势指通过手术或药物使患者卵巢丧失分泌雌激素的功能，患者体内的雌激素水平和产生雌激素的方式与真正绝经的患者相仿，这样就可以选择绝经后患者适用的内分泌药物，但药物性卵巢去势的患者如果停止治疗，卵巢功能可能恢复。

205. 什么是靶向治疗?

所谓的靶向治疗指药物进入体内会特异地选择分子水平上的致癌位点来相结合发生作用，使肿瘤细胞特异性死亡，而不会波及肿瘤周围的正常组织细胞。所以靶向治疗又被称为"生物导弹"，一般只对肿瘤有抑制作用，而对正常组织的不良反应较小，其特点是高效、低毒，是一种理想的肿瘤治疗手段。

206. 靶向治疗药物属于化疗吗?

靶向治疗本质上属于一种生物治疗，不属于化疗，二者之间存在本质的区别。传统意义的化疗药物主要指细胞毒性药物，它们是一种具有杀伤性的化学物质，除了对肿瘤细胞具有杀伤作用，对于许多同样分裂旺盛的正常组织细胞也有毒性，如白细胞、血小板、胃肠道黏膜、毛囊等。所以化疗往往造成一些相关的不良反应，如白细胞减少、血小板减少、恶心呕吐、脱发等。靶向治疗药物理论上只针对肿瘤细胞，对正常组织没有作用或作用较小，所以往往不会出现化疗相关的不良反应。

207. 临床上应用的分子靶向治疗药物有哪几类？

根据药物的作用靶点和性质，可将主要分子靶向治疗药物分为以下几类：①小分子表皮生长因子受体[1]（EGFR）酪氨酸激酶抑制剂，如吉非替尼、埃罗替尼、吡咯替尼。②抗表皮生长因子受体的单克隆抗体，如西妥昔单抗、尼妥珠单抗。③抗原癌基因人类表皮生长因子受体2的单克隆抗体，如曲妥珠单抗、帕妥珠单抗。④抗血管内皮生长因子受体（VEGFR）抑制剂，如贝伐珠单抗。⑤哺乳动物雷帕霉素靶蛋白激酶抑制剂，如依维莫司。⑥抗CD20的单克隆抗体，如利妥昔单抗等。⑦多腺苷二磷酸核糖聚合酶（PARP）抑制剂，如奥拉帕利。⑧组蛋白去乙酰化酶（HDAC）抑制剂，如西达本胺。⑨其他，如新型的抗体偶联药物（ADC）等。

208. 什么是HER-2阳性？

HER-2阳性是乳腺癌不良预后因素之一，提示乳腺癌复发转移的风险增高或者对一些治疗的效果不好，这类患者手术后一般要给予辅助化疗，而化疗联合曲妥珠单抗等抗HER-2药物治疗则可以进一步提高疗效。

---

1 表皮生长因子受体：正常上皮细胞或来源于上皮组织的肿瘤细胞表面表达的一种蛋白质。它与血液中或肿瘤细胞自身分泌的表皮生长因子具有配对结构，能被表皮生长因子识别并和它结合，因此叫作表皮生长因子受体。

209. 哪些患者需要接受曲妥珠单抗的治疗？

HER-2阳性的乳腺癌患者可能需要接受曲妥珠单抗治疗。HER-2阳性包括HER-2过度表达或扩增，即免疫组织化学法（IHC法）检测HER-2（＋＋＋），或荧光原位杂交（FISH法）检测HER-2基因扩增。乳腺癌中约有25%的患者为HER-2阳性，这些患者在两种情况下需要接受曲妥珠单抗治疗：①在根治性手术以后和化疗同时或化疗结束后开始使用，属于术后辅助治疗，目的是预防肿瘤复发、降低远处转移的概率。②在肿瘤复发转移之后使用，一般也是联合化疗或者内分泌治疗，目的是控制肿瘤发展，减少肿瘤对生命的威胁，延长患者的生存期。

210. 曲妥珠单抗的疗效如何？

曲妥珠单抗的疗效与HER-2的状态密切相关，HER-2阳性患者的疗效明显优于阴性患者。因此目前不推荐HER-2阴性患者接受曲妥珠单抗治疗。对于HER-2阳性的乳腺癌患者，曲妥珠单抗的使用能够显著提高治疗效果。当然，曲妥珠单抗单药使用的有效率偏低（＜20%），但联合化疗或内分泌治疗，有效率通常＞50%。对于尚未复发或转移的早期患者，术后使用曲妥珠单抗1年，可以显著降低50%左右的复发风险。

211. 曲妥珠单抗的不良反应有哪些？

曲妥珠单抗不同于化疗，其不良反应较轻。大约40%的患者在第一次使用时会出现类似感冒的症状，如发热、寒战，一般程度较轻，多数可以自行缓解，故首次使用时需要密切观察。一旦出现药物过敏，不建议再次使用曲妥珠单抗。曲妥珠单抗对心脏有一定的影响，相关不良反应发生率为2%～5%，多数仅表现在检测指标的异常，而患者本身没有症状。一般建议用药前以及用药过程中每3～4个月均需要进行心功能状况评估，轻度的心脏毒性往往停药后可以自行缓解，不需要特殊处理，多数不影响将来继续使用曲妥珠单抗。有症状的心脏毒性很少见，一旦发生，不建议再次使用曲妥珠单抗。

212. 如何使用曲妥珠单抗？

曲妥珠单抗采用静脉输液的方式给药，剂量需要根据患者的体重计算。目前推荐的标准方案是：初始4mg/kg静脉输注，随后每周2mg/kg静脉输注，每周1次。还有一种3周给药方案，其疗效等同于每周1次给药，但患者输液次数减少，更为便捷，其具体给药方案是：初始8mg/kg静脉输注，随后每3周6mg/kg静脉输注，每3周1次。无论何种用法，该药首次输注时间均为90分钟以上。如果患者在首次输注时耐受性良好，则后续输注可改为30分钟。目前中国能买到的曲妥珠单抗是每支440mg的冻干粉针剂加含有特殊防腐成分的灭菌注射用水20ml。用曲妥珠单抗包装配送的无菌注射用水配制的溶液在2～8℃下可保存28天，并可多次抽取，供多次使用，避免浪费。

213. 一旦使用曲妥珠单抗，是否就不能停止使用？

一般在两种情况下使用曲妥珠单抗，推荐的使用时间也各不相同。对于早期乳腺癌术后患者，使用曲妥珠单抗预防复发，目前推荐的治疗时间是1年。对于已经转移的患者使用曲妥珠单抗，原则上没有治疗时间的限制，只要疾病被控制住，而曲妥珠单抗也没有明显不良反应，就可以连续长期使用。即使在曲妥珠单抗治疗期间出现肿瘤情况进展，目前认为也可以继续使用曲妥珠单抗，只要更改联合的化疗或内分泌治疗方案即可。

214. 是否还有其他抗HER-2的靶向治疗药物？

抗HER-2的药物主要包括两类，一类是抗体类药物，主要包括曲妥珠单抗、帕妥珠单抗；另一类是小分子化合物，其代表药物是拉帕替尼，另有我国自主研发的吡咯替尼。此外，还有其他多种抗HER-2的靶向治疗药物，已经显示出较好的治疗效果，可能在不久的将来能够投入市场。其中主要包括抗体类药物T-DM1、小分子化合物来那替尼（HKI-272）、阿法替尼（BIBW2992）等。

215. 拉帕替尼的不良反应有哪些？

拉帕替尼为口服药物，其不良反应较轻，主要表现为皮疹、腹泻和轻度的肝功能损伤。极个别的患者会出现心脏毒性，但发生率和严重程度均比曲妥珠单抗的低，而且停用拉帕替尼后心功能往往能够自行恢复正常。

216. 还有哪些靶向治疗药物可以用于治疗乳腺癌？

除了抗HER-2的靶向药物外，还有很多其他作用靶点的药物可以用于治疗乳腺癌。其中主要包括贝伐珠单抗、依维莫司等，其中多数处于临床研究阶段，还没有广泛应用，目前只有贝伐珠单抗和依维莫司已经被部分国家批准用于治疗乳腺癌。

217. 贝伐珠单抗的作用原理是什么？

贝伐珠单抗属于抗血管生成药物，也属于肿瘤靶向治疗药物的一大类。它主要通过抑制肿瘤血管生成，干预肿瘤营养供应，达到"饿死"肿瘤的目的。肿瘤生长到一定大小，就会生成很多小血管，为肿瘤的生长提供更多的营养和氧，因此，控制肿瘤新生血管生成，理论上可以达到控制肿瘤生长和转移的目的。贝伐珠单抗是抗血管内皮生长因子的单克隆抗体，而血管内皮生长因子[1]正是血管生成的关键促进因子。

218. 贝伐珠单抗的疗效如何？

贝伐珠单抗治疗乳腺癌表现出一定的疗效。其中单药治疗乳腺癌的疗效有限，有效率为5%～10%，但联合化疗或其他靶向治疗，可能会进一步提高疗效。目前较常见的联合药物包括紫杉醇、长春瑞滨等化疗药物和曲妥珠单抗等靶向药物。

1 血管内皮生长因子：一种能够刺激血管内皮细胞生长、形成新生血管的蛋白质。

219. 贝伐珠单抗有哪些不良反应？

贝伐珠单抗的不良反应主要为高血压、蛋白尿、出血性疾病和血栓形成等，需要在使用过程中密切关注，尤其对于有相关病史的患者更需要慎重。

220. 是否所有乳腺癌均可以使用靶向治疗？

靶向治疗的作用机制是瞄准靶点以后实施打击，只有存在相应的靶点的乳腺癌，才会对相应的靶向治疗有效。正是由于靶向治疗更强的靶向选择性，使得靶向治疗药物更需要个体化使用。只有选择合适的患者，采用合适的靶向治疗药物，才可能达到靶向治疗高效、低毒的治疗效果。因此，靶向药物并非对所有乳腺癌均有效，千万不要盲目使用靶向药物，否则会延误治疗时间，也浪费治疗费用。

221. 免疫治疗对乳腺癌有效吗？什么样的人适合做免疫治疗？

免疫治疗指的是刺激人体自身免疫系统来抵抗癌症的治疗方法。免疫治疗包括免疫细胞的治疗和药物的治疗，免疫细胞的治疗指将患者的细胞从血里分离出来，在体外用一些细胞因子，使它变成一种杀伤细胞，再回输到血液中去，这种杀伤细胞可以识别肿瘤细胞进行杀伤。还有一种给患者直接用一些免疫制剂，如干扰素、白介素 -2 等，都称免疫治疗。免疫疗法又称生物反应修正剂或生物疗法。免疫治疗在乳腺癌的治疗目前尚处于探索阶段，国内外的研究尚无明确证据证实免疫治疗可以提高乳腺癌患者术后生存率。但随着细胞生物学、分子生物学及生物工程技术的迅速发展，癌症的免疫治疗终将取得突破。

222. 什么是生物治疗？在乳腺癌患者的术后辅助治疗中效果怎样？

生物治疗是一个广泛的概念，涉及一切应用生物大分子进行治疗的方法，种类繁多。如果从操作模式上来分非细胞治疗和细胞治疗。生物治疗的前沿技术有生物细胞免疫治疗、基因治疗、癌症干细胞靶向治疗等。乳腺癌患者术后，首先要听取医生的建议，是否补充放疗或化疗，对于不需要补充放疗或化疗的患者终生密切随诊仍是重点。术后辅助生物治疗是否有利于患者目前尚无定论，患者在选择此类治疗措施时最好慎重听取专科医生意见。

223. 如何提高乳腺癌患者的免疫力？

免疫力是人体自身的防御机制，是人体识别和消灭外来侵入的任何异物（病毒、细菌等）；处理衰老、损伤、死亡、变性的自身细胞以及识别和处理体内突变细胞和病毒感染细胞的能力。乳腺癌患者提高免疫力要注意以下几点：①保持良好的生活和作息习惯。②饮食均衡营养。③培养多种兴趣，科学锻炼，心理健康乐观。④在医生的指导下，有些患者可进行医学免疫调节或治疗，如注射胸腺肽等免疫制剂。

（五）介 入 治 疗

224. 什么是肿瘤的介入治疗？

介入治疗指在医学影像设备（血管造影机、透视机、CT、MRI、B超）的引导下，通过微小的切口或穿刺点将特制的导管、导丝等精密器械引入肿瘤部位，对肿瘤或相关疾病进行治疗的一门新兴技术。

225. 哪些乳腺癌患者适用于经血管介入治疗？

乳腺癌肝转移瘤相对孤立或局限的患者，在全身系统治疗（如化疗或内分泌治疗）后病变相对稳定，此时可以选择行局部介入治疗。

226. 哪些肿瘤患者不适用于经血管介入治疗？

心、肝、肾功能严重衰竭的肿瘤患者，对碘过敏的肿瘤患者，体质衰弱不能耐受化疗不良反应的肿瘤患者，难以纠正的凝血功能[1]障碍的患者，不能平卧或躁动不安的患者，全身广泛受侵的恶性肿瘤患者，上述人群都不适于经血管介入治疗。

---

1 凝血功能：人的血液有自动凝固的功能，如正常情况下人受到外伤导致出血时，血液会自动凝固而止血。而某些血液病患者，血液中的促进血液凝固的因子发生异常，可出现出血不能自止的情况。

227. 肿瘤经血管介入治疗有哪些并发症？

尽管介入治疗属于微创治疗范畴，但在肿瘤经血管介入治疗过程中或治疗后仍可能发生造影剂注入血管外、血管内膜剥离、异位栓塞、血管破裂、动脉血管痉挛、穿刺部位血肿或皮下淤血、假性动脉瘤、动静脉瘘等并发症。

228. 什么是肿瘤栓塞后综合征？

肿瘤栓塞后综合征指肿瘤栓塞后出现的恶心、呕吐、疼痛与发热。这是机体对栓塞后的反应，常在栓塞后12～96小时消失，通常不需要特殊处理。症状重者通过对症治疗，如止吐、镇痛、物理降温等治疗可缓解。

229. 肿瘤经动脉栓塞术后为什么会出现发热？

大多是化疗药或栓塞剂注入肿瘤组织使瘤组织坏死，机体吸收坏死组织所致。一般在术后1～3天出现，体温通常在38℃左右，经过对症处理后7～14天可消退。

230. 肿瘤经动脉栓塞术后出现发热怎么办？

如果发热不明显或轻度发热通常不需要治疗。如体温超过38.5℃，应嘱患者卧床休息，保持室内空气流通，并给予清淡、易消化的高热量、高蛋白、富含维生素的流食或半流质饮食。鼓励患者多饮水，选择不同的物理降温法，如冰敷、温水擦浴，若无效则按医嘱使用解热镇痛药。患者高热时应保持口腔清洁，注意保暖，出汗后及时更换衣服，不要盖过厚的被子，以免影响机体散热。

231. 肿瘤动脉栓塞治疗后为什么会出现疼痛？

动脉栓塞治疗后有时会出现疼痛，是动脉栓塞或化疗药物使肿瘤组织缺血、水肿、坏死导致不同程度的手术后暂时性疼痛，是介入治疗后的常见反应。疼痛轻者可通过放松心情及深呼吸，分散对疼痛的注意力来缓解；采取舒适体位也可能有所帮助；疼痛严重者，应遵医嘱给予镇痛药物治疗。

（六）癌 痛 治 疗

232. 什么是癌性疼痛？疼痛分几级？

癌性疼痛是肿瘤在局部或转移部位侵犯或压迫神经纤维所造成的疼痛，是肿瘤发生发展中的并发症状，疼痛的性质及范围取决于肿瘤生长的部位及对周围神经侵犯的程度。疼痛是一种令人不快的主观感受，为了能够客观地评价疼痛的程度、合理地选择镇痛药物治疗及评价镇痛效果，医学上制定了多种评价疼痛程度的方法，以下3种是目前世界范围内通用的评估标准。

（1）数字分级法（NRS）：使用疼痛程度数字评估量表。疼痛程度分为：轻度疼痛（1～3分），中度疼痛（4～6分），重度疼痛（7～10分）。

（2）面部表情疼痛评分量表法（FPS）：可用于表达困难的患者（如儿童、老年人），以及存在语言或文化差异或其他交流障碍的患者。

（3）主诉疼痛程度分级法（VRS）：根据患者对疼痛的表述，将疼痛程度分为：①轻度疼痛，有疼痛但可忍受，生活正常，睡眠无干扰。②中度疼痛，疼痛明显，不能忍受，要求服用镇痛药物，睡眠受干扰。③重度疼痛，疼痛剧烈，不能忍受，需用镇痛药物，睡眠受严重干扰，可伴自主神经紊乱或被动体位（指不能依靠自身的力量来调整或变换肢体的位置，处于一种固定而不适的状态）。

233. 世界卫生组织将疼痛程度分为几级？每级的标准是什么？

世界卫生组织将疼痛的程度分为5级，具体分级标准如下。

0度：不痛。

Ⅰ度：轻度痛，为间歇痛，可不用药。

Ⅱ度：中度痛，为持续痛，影响休息，需用镇痛药。

Ⅲ度：重度痛，为持续痛，不用药不能缓解疼痛。

Ⅳ度：严重痛，为持续剧痛，伴血压、脉搏等变化。

234. 如何向医生描述患者的疼痛？

首先，应该向医生准确描述疼痛的部位：哪里感到疼痛？哪里疼痛最明显？是否伴随其他部位的疼痛？疼痛部位是否游移不定？其次，要告诉医生疼痛发作的特点：是持续痛，还是间歇痛？什么因素使疼痛加剧或缓解？一天中什么时间感到最痛？如果是间歇痛多长时间发作一次？最后，要向医生描述患者感受的疼痛程度：是轻度、中度、重度，还是严重痛？特别要注意的是，对疼痛程度的诊断应该是依据患者所表述的感觉，而不是医生认为"应该是怎样的程度"。所以正确向医生描述患者的疼痛可以帮助医生对患者进行有效的治疗。

235. 乳腺癌患者感到疼痛的原因有哪些？

癌症患者感到疼痛的原因主要有三大类：①癌症本身的原因，是乳腺癌患者疼痛的主要原因，常见于骨转移、肿瘤压迫神经或侵犯神经所致；其次是肿瘤生长过快或肿瘤过大导致患者感到某部位胀痛。②继发于肿瘤的相关因素，如肿瘤伴有感染、肿瘤破裂出血等。③诊治癌症过程中产生的疼痛，如手术、放疗、化疗、穿刺活检、骨髓穿刺等。

236. 疼痛的伴随症状有哪些？

了解疼痛的伴随症状可有助于患者及家属正确认识疼痛给患者带

来的危害，及时正确治疗疼痛。通常疼痛的伴随症状有三方面。

（1）生理性症状：严重疼痛会导致患者出现恶心、呕吐、心悸、头晕、四肢发冷、出冷汗、血压下降甚至休克。慢性疼痛会引起患者失眠、便秘、食欲减退、肢体活动受限等。

（2）心理变化：顽固性及恶性疼痛会使患者感到抑郁、恐惧、焦躁不安、易怒、绝望等。

（3）行为异常：多见于慢性疼痛的患者。不停地述说疼痛的体验及对其的影响如何。不断抚摸疼痛部位，甚至以暴力捶打、坐卧不安、尖叫呻吟、伤人、毁物。

237. 世界卫生组织推荐的治疗癌痛三阶梯镇痛方案是什么？

为了提高癌症患者的生活质量，达到持续镇痛的效果，使癌痛患者夜间能够睡觉，白天休息、活动、工作时无痛，世界卫生组织推荐采用三阶梯镇痛方案，具体分类如下：第一阶梯，应用非阿片类药物镇痛，加用或不加用辅助药物；第二阶梯，如果疼痛持续或加剧，在应用非阿片类镇痛药基础上加用弱阿片类药物[1]和辅助药物；第三阶梯，强阿片类药物与非阿片类镇痛药及辅助药物合用，直到患者获得完全镇痛。如果疼痛仍然持续，应进行神经破坏或介入治疗等有创性治疗。尽量维持无创性给药途径，这种途径简单、方便、安全、费用低。

---

1 弱阿片类药物：镇痛作用弱的阿片类药物，以可待因为代表。

238. 长期用阿片类镇痛药会成瘾吗？

对阿片类药物成瘾的恐惧是影响患者治疗疼痛的主要障碍。镇痛药躯体依赖性不等于成瘾性，而精神依赖性才是人们常说的成瘾性。躯体依赖性常发生于癌痛治疗过程中，表现为长期用阿片类药物后对药物产生一定的躯体依赖性，突然中断用药会出现流涕、流泪、打哈欠、出汗、腹泻、失眠以及焦虑、烦躁等不舒服的症状（戒断症状）。癌痛患者因疼痛治疗的需要对阿片类药物产生耐受性（需要适时增加剂量才能达到原来的疗效）及躯体依赖性是正常的，并非意味已"成瘾"，不影响患者继续安全使用阿片类镇痛药。严格在医生的指导下用药，可以保证理想的镇痛治疗。

239. 癌痛患者应该什么时候开始镇痛治疗？

目前主张，癌症患者一旦出现疼痛就应及早开始镇痛治疗，而不必忍受疼痛的折磨。疼痛会影响患者的生活质量，使患者无法正常睡眠、正常工作、正常娱乐等，一部分患者还会出现抑郁、焦虑、消沉等心理障碍。早期的癌痛在疾病未恶化时，及时、按时用药比较容易控制，所需镇痛药强度和剂量也最低，还可避免因治疗不及时而最终发展成难治性疼痛。

240. 害怕增加阿片类药物剂量，部分缓解疼痛就可以凑合了？

有些患者因害怕药物成瘾而不敢增加阿片类药物剂量，造成用药剂量不足，这样会导致镇痛不足，长期的疼痛刺激将使疼痛进一步加重，造成神经病理性疼痛等难治性疼痛，形成恶性循环。对于癌症患者，疼痛治疗的主要目的应该是根据患者具体情况合理、有计划地综合应用有效镇痛治疗手段，最大限度缓解癌痛症状，持续、有效地消除或减轻疼痛，降低药物的不良反应，最大限度地提高患者的生活质量。理想的镇痛治疗应该是使患者达到无痛休息和无痛活动，消除疼痛是患者的基本权利，所以每位癌痛患者都不应该忍受不必要的疼痛，要相信疼痛是可以控制的，要在医生的指导下最大限度地缓解自己的疼痛。

241. 癌痛患者在接受其他抗肿瘤治疗的同时可以使用镇痛药吗？

许多癌症患者在进行化疗、放疗、手术治疗或其他抗肿瘤治疗的过程中出现疼痛，此时无需忍受疼痛。镇痛药对其他抗肿瘤药没有不良影响，良好的镇痛可以有助于患者顺利完成其他抗肿瘤治疗。

242. 一旦使用阿片类药就不能停止？需要终身用药吗？

一些服用了阿片类镇痛药的癌痛患者接受化疗、放疗、手术治疗或其他抗肿瘤治疗后，肿瘤得到了控制，疼痛明显减轻，这时候可以随时安全停用阿片类镇痛药。吗啡日用药剂量在30～60mg时，突然停药一般不会发生不良反应。长期大剂量用药者，突然停药可能出现戒断综合征。所以长期大剂量用药的患者应在医生指导下逐渐减量停药。

243. 哌替啶（杜冷丁）是最安全有效的镇痛药吗？

患者会对医生说："我疼得很厉害，吃药没用，我要打杜冷丁。"这种观点是错误的，目前，世界卫生组织已不再推荐使用哌替啶（杜冷丁）作为癌痛患者的镇痛药物。哌替啶的镇痛作用强度仅为吗啡的1/10，在体内的代谢产物具有潜在神经毒性及肾毒性[1]。此外，因哌替啶采用肌内注射给药，使患者注射局部产生硬结和新的疼痛感，不宜用于慢性癌痛的治疗。

244. 长期服用阿片类药物的患者有最大剂量的限制吗？

阿片类药物是目前发现镇痛作用最强的药物，并且没有"天花板"效应，镇痛作用随剂量的增加而增强，不存在所谓最大或最佳剂量。对个体而言，最佳剂量是最有效的镇痛作用和可耐受的不良反应。所以，只要镇痛治疗需要，都可以使用最大耐受剂量的阿片类镇痛药，以达到理想的镇痛效果。

---

1 肾毒性：临床表现轻重不一，轻度时可为蛋白尿和管型尿，继而可发生氮质血症、肾功能减退，严重时可出现急性肾衰竭和尿毒症等。肾毒性可为一过性，也可为永久性损伤。可导致肾毒性的常见药物有某些抗生素、抗肿瘤药、解热镇痛抗炎药、麻醉药、碘化物造影剂、碳酸锂等。

245. 口服阿片类控释片控制疼痛趋于稳定，但有时出现突发性疼痛怎么办？

突发性疼痛又称暴发痛，指在持续、恰当控制慢性疼痛已经相对稳定基础上突发的剧痛。突发性癌痛常被患者报告为无规律性、散在发生、急性发作、持续时间短、瞬间疼痛加剧、强度为中到重度，可以超出患者已控制的慢性癌痛水平。突发性癌痛可以干扰患者的情绪、日常生活（如睡眠、社会活动、生活享受等），对疼痛的总体治疗产生负面影响。所以，及时治疗突发性癌痛非常必要。

246. 两个长效阿片类药物能否联合使用？

首先，要告诉患者这是不规范用药，目前没有任何权威《癌痛诊治指南》中推荐这样用药。其次，也没有必要这样做，在医生指导下可以通过增加单一阿片类药物的剂量来实现良好的镇痛效果。此外，还要告诉患者合用长效阿片类药物是有害的，两种长效类阿片药物作用机制相似，药理作用叠加，不良反应发生的种类有可能会增加，概率会增大，用药剂量不容易掌控，容易过量，一旦过量出现的不良反应难以处理。

247. 因特殊原因导致的癌痛如何治疗？

有些晚期癌症患者会因肿瘤进一步恶化而出现脑转移、骨转移、硬膜外脊髓压迫症、肠梗阻、感染性疼痛等，这些患者在镇痛治疗的同时还应针对原发病对因或对症治疗。

248. 癌痛患者如果合并有神经病理性疼痛如何处理？

神经病理性痛是神经系统损伤或受到肿瘤压迫或浸润所致的一种难治性疼痛。患者在服用阿片类镇痛药的同时应根据疼痛的不同表现联合应用其他辅助药物。表现为烧灼样疼痛的患者应加服三环类抗抑郁药，如阿米替林、多虑平等；表现为电击样疼痛的患者应加服抗惊厥药，如加巴喷丁、卡马西平等。

249. 治疗癌痛除口服镇痛药外，还有哪些方法？

癌痛的原因多样，性质复杂，所以癌痛的综合治疗也很重要。目前，癌痛治疗中应用的方法很多，除口服镇痛药治疗外，还有放疗、化疗、放射性核素治疗、神经阻滞、脊髓刺激、射频消融、中医中药辅助治疗及心理治疗等方法。

250. 癌痛患者进行心理治疗的作用有哪些？

癌痛的顽固和持续存在，使之比其他任何症状更易引起患者的心理和精神障碍，抑郁、焦虑等不良情绪能明显地加重疼痛的感知和体验，所以在控制癌痛的同时引入心理和精神治疗越来越受到人们的关注。心理治疗是通过宣传教育，医生、患者、家属间的交流，让患者获得有关知识，采用转移注意力、放松训练、精神治疗等方法引导患者正确看待身体的感觉和现实，纠正错误认识，改善或重建对现实问题的看法和认识，改变身体对疼痛的反应，增强患者的治疗信心，对有效地控制癌痛起到很好的辅助作用。

（七）中 医 治 疗

251. 中医在肿瘤治疗中有哪些优势？

手术、放疗、化疗在中医看来是祛邪的手段，这些治疗方法在最大限度地减少肿瘤负荷、杀灭癌细胞的同时，不可避免地会损伤正气，使患者免疫功能受损、抵抗力下降。中医认为恶性肿瘤属于正虚邪实的疾病，治疗过程中强调整体观念、辨证论治，一方面要"扶正"，一方面要"祛邪"，重在扶正固本，兼以祛邪。虽然中医药直接抗癌作用不及放化疗，但能够减轻放化疗引起的恶心、呕吐、食欲减退、乏力、白细胞减少、免疫功能下降等不良反应，改善患者症状、提高生活质量。现代中药药理研究发现许多中药正是通过调节肿瘤患者的机体免疫功能达到抑制肿瘤的目的，特别是补益类及活血类中药。在恶性肿瘤治疗中，中西医各有优势，不能互相替代。

252. 中药有抗癌药物吗？

中医治疗肿瘤的常用药物种类繁多，包括扶正固本、清热凉血、理气解郁、化痰散结、活血化瘀和以毒攻毒等。按照中医传统理论和中药学知识来分析，并没有所谓的专门"抗癌"中药。随着现代中药药理学研究不断深入，逐渐发现一些中药（或中药单体成分）对癌细胞具有一定的杀伤和抑制作用，也就相应出现了抗癌中药的说法。这类具有抗癌作用的药物，往往被多数人直观地理解为具有杀伤癌细胞作用的中药，甚至被拿来与化疗药物类比，这种观点并不准确。大家平时所说的抗癌中药，主要是狭义上的抗癌中药，专指以毒攻毒类药物。其实，具有抗癌作用的中药既包括以毒攻毒类药物，也包括扶正固本类药物和各种清热解毒、化痰散结、活血化瘀类药物，这些都属于广义上的抗癌中药。应该指出，任何抗癌中药都不能代替放化疗等西医治疗手段，患者万不可认为抗癌中药是可以取代放化疗甚至手术的万能手段。

253. 中医药配合放化疗能同时进行吗？

许多患者和家属会有这样的疑问：中药与放疗或化疗药物会不会有冲突？会不会影响放化疗的效果？它们能同时进行吗？多年来，大量的临床实践证明，中医药与放化疗之间一般不会发生冲突，截至目前没有患者因为接受中医药治疗而降低放化疗效果的确切依据。中医治疗是肿瘤综合治疗方法之一，适用于肿瘤患者治疗的各阶段。在不同阶段，中医药扮演不同的角色、发挥不同的作用。放化疗期间，西医治疗方法是抗肿瘤治疗的主力军，其治疗本身具有较强的"杀伤力"，不仅能够杀死、抑制肿瘤细胞，对人体正常的细胞也会带来不同程度的损伤，表现为骨髓功能、消化系统、神经系统等方面的不良反应。此时中医治疗处于辅助地位，侧重于为放化疗"保驾护航"。通过益气扶正、填精养血、调理脾胃等治疗方法，改善或减轻患者乏力、失眠、恶心呕吐、食欲减退、便秘、手足麻木、骨髓抑制等不良反应和症状，目的在于使患者的放化疗得以较顺利地进行，所以并不以抗肿瘤为主要治疗方向，也不建议过多使用以毒攻毒的抗癌中药。另外，如果患者正在参加新药临床试验，在没有征得主管医生同意的情况下，则不要擅自服用与治疗无关的其他药物（包括中药）。

（八）正在探讨的其他治疗方法

254. 什么是ADC药物？

抗体偶联药物（ADC）是由单克隆抗体（单抗）、化疗药物及连接子三部分组成的靶向生物制剂，又被称为"魔法子弹"。化疗药是摧毁人体内癌细胞的小分子细胞毒药物，单抗则可以准确、高效地抵达肿瘤细胞所在位置，连接子负责将这两部分物质稳定相连组成ADC药物。理想状态下，ADC药物在最初进入人体时不发挥药效，处于休眠状态，当其随血液准确抵达癌细胞附近时充分释放化疗药物，起到杀灭癌细胞并尽可能保护人体正常细胞的作用。

255. ADC药物与传统的化疗、靶向治疗有什么区别？

普通化疗是化学合成药物通过破坏癌细胞结构或阻断癌细胞增殖的方式对抗肿瘤的一种全身治疗方法，对肿瘤细胞、正常细胞及免疫功能均有损伤效果。而ADC药物中的单抗成分具有导航作用，可以较为准确地将化疗药输送到肿瘤细胞杀灭癌细胞，既保证药物更大限度发挥作用，又减少了对正常组织的破坏。靶向治疗是一种生物治疗，靶向药物进入人体后会特异性选择致癌位点，使肿瘤细胞特异性死亡而不会波及周围正常细胞，本质上与上述两种治疗方式不同。

256. 临床中用于乳腺癌的 ADC 药物包括哪些?

ADC药物在乳腺癌的应用中，根据靶向抗原大概分为靶向HER-2、靶向Trop2及其他。靶向HER-2的ADC药物主要包括T-DM1、T-DXd、RC48等，靶向Trop2的药物包括SG等。T-DM1是我国首个获批的ADC药物，由曲妥珠单抗（T）和微管蛋白抑制剂美坦辛衍生物（DM1）组成，被指南推荐作为抗HER-2新辅助治疗后仍未达到完全缓解的乳腺癌强化辅助治疗方案。T-Dxd由曲妥珠单抗和伊立替康类（Dxd）组成，特点是可透过血脑屏障，提高脑转移及其他转移性乳腺癌患者的生存期，已证实T-DXd对HER-2阳性晚期、HER-2低表达乳腺癌患者均有效，间质性肺疾病是导致T-DXd停药的最常见原因，需特别关注。RC48是我国第一个创新ADC药物，相比其他药物抗体比（DAR）较高的药物，具有更高安全性，RC48在HER-2低表达后线患者中展现出优势。

257. 什么是肿瘤的免疫治疗? 与其他疗法有何区别?

肿瘤的免疫治疗指通过激活人体的免疫系统、增强免疫功能，从而依靠自身的免疫功能杀灭癌细胞和肿瘤组织的治疗方法。与手术、化疗、放疗和靶向治疗不同的是，免疫治疗针对的目标是人体自身的免疫系统，而非肿瘤组织本身。

258. 乳腺癌免疫治疗常见的药物有哪些?

目前广泛使用的乳腺癌免疫治疗药物主要是免疫检查点抑制剂,其中主要包括PD-1抑制剂(帕博利珠单抗、纳武利尤单抗、卡瑞利珠单抗)和PD-L1抑制剂(阿替利珠单抗、度伐利尤单抗)。此外,还有一些其他的免疫治疗药物,如伊匹木单抗。

259. 什么样的乳腺癌患者适合接受免疫治疗?

免疫治疗既可以用于乳腺癌手术前的新辅助治疗,也可以用于晚期乳腺癌的治疗。研究表明,三阴性乳腺癌患者,尤其是PD-L1检测阳性的患者,能够从免疫治疗中获益。然而,乳腺癌患者是否适合接受免疫治疗,以及具体的用药方案和疗程仍需要内科医生根据肿瘤的分期、分级、病理分型、患者的一般情况,以及其他治疗(如手术、化疗、放疗等)的计划等因素综合考虑。

260. 免疫治疗常见的不良反应有哪些?

免疫治疗的不良反应称为免疫相关不良反应,最常见的免疫相关不良反应包括皮疹、消化道症状(恶心、呕吐、腹泻)、内分泌系统症状(甲状腺功能亢进、甲状腺功能减退)、肝功能异常、关节疼痛等。

261. 免疫治疗过程中，一旦发生不良反应就要停药吗？

免疫治疗过程中，并不是所有发生不良反应的情况都要停药。不良反应发生后，内科医生会根据不良反应的具体表现、严重程度等判断是否需要减量或停药，后续再根据患者的恢复情况及复查结果决定是否重新开始免疫治疗。

262. 什么是抗肿瘤新药临床试验研究？

对于任何一个药物，都要了解最重要的安全性和有效性。在临床使用时才有把握。怎样了解药物是否安全和有效呢？必须通过药物的临床试验研究。药物的临床研究项目越多，研究结果越丰富，对药物越有利。也就是说，每个药品都是经过"考试"合格后才能进入临床使用，因此，临床试验研究是每个在市场出售的药品必须经过的一关。抗肿瘤药物都必须经肿瘤患者的试用。一个全新的抗肿瘤药需要进行20项左右的临床前研究，在进入人体试验之前，是要先在动物体内进行各种药物代谢、毒理方面的研究，然后才能在人体上经过Ⅰ～Ⅲ期的临床试验。如果临床研究结果证明该药安全、有效，才能走入市场，为其他患者使用。

263. 抗肿瘤新药是怎么研发出来的？

新药的研发是一个十分复杂的过程，但简单来说可以分成临床前研究和临床研究。临床前研究包括从药物筛选开始到进行各种动物实验，一般要进行药理实验、急性毒性实验、长期毒性实验、药代动力学实验、致畸实验、致癌实验、过敏实验等，能够在动物体内得到的试验数据都会在实施人体试验前完成。这些动物实验不仅在小动物（如小鼠、大鼠）身上做，还要在大动物（如比格犬、恒河猴等）身上做。动物实验资料要送到国家食品药品监督管理部门，经过严格的审批后才可能得到进入临床研究的批文。从药物筛选到进入临床研究只有百分之几的成功率，仿制药或改良的药物成功率会高一些，但会受到知识产权方面的限制。在我国进入临床试验的新药都必须有国家药监部门正式批件，文件号可以通过正常途径查到，临床试验在与患者签署的知情同意书中一般都要注明批文号，以证明这项试验的合法性。一个新药需要进行3个期别（Ⅰ期、Ⅱ期、Ⅲ期）的多项临床研究，这期间一般需要500位以上的患者参与临床试验。

264. 一个新药的研发需要多长时间？为什么？

由于新药的每项临床研究都需要按照试验方案进行，对需要观察和研究的病种或瘤种有严格的入选标准和排除标准，每位患者必须自愿参加试验，这样在试验进行期间就需要很长的时间才能收集到足够的病例数。Ⅰ期和Ⅱ期临床试验分别需要约2年，Ⅲ期临床试验也需要2～3年，加上每个期别之间还要得到国家药监部门的审批，在顺利的情况下一般需要7～10年才能完成。如果在新药探索期间不顺利，就需要更长的时间。新药在试验的任何一个阶段都有被淘汰的可能性，所以一个新药的诞生就像一个新生儿的孕育和出生一样，需要经过精心的设计和实施，中间如果有任何问题都可能使它不能面市。

265. 如何参加新药临床研究?

众所周知,手机、电脑等产品最先进的型号都在实验室里。抗癌新药也是如此,最新的药都在临床试验中。因此,参加临床研究可以是肿瘤患者尤其是晚期肿瘤患者的一种有利的选择,特别是对多种治疗失败后,参加临床研究可能是更有希望的选择。参与临床研究最重要的是信息,这些信息可以在医院就诊时询问医生、留意贴在走廊上的招募广告、向专门开展新药临床研究的部门了解,也可以通过网络找到这些试验。抗癌新药的临床试验都是与治疗相结合的,试验工作者与自愿参加试验者都要根据试验方案的要求进行双向选择,才能确定。

266. 什么是Ⅰ期临床试验?

Ⅰ期临床试验是检验新药对正常健康人及患者是否有毒性或其他害处的临床试验,包括初步的临床药理学研究、人体安全性评价试验及药代动力学[1]试验,为制订给药方案提供依据。人体安全性评价通过耐受性试验来完成,主要目的是初步了解试验药物对人体的安全性情况,观察人体对试验药物的耐受及不良反应。药代动力学试验需了解人体对试验药物的吸收、分布、代谢、消除等情况。

---

1 药代动力学:定量研究药物在生物体内吸收、分布、代谢和排泄规律,并运用数学原理和方法阐述血药浓度随时间变化的规律的一门学科。

267. 什么是Ⅱ期临床试验？

Ⅱ期临床试验是检验新药是否有效力的临床试验。其目的是初步评价试验药物对目标适应证[1]患者的治疗作用和安全性，也包括为Ⅲ期临床试验研究设计和给药剂量方案的确定提供依据。Ⅱ期临床试验多数须做两组人群对照试验，即参加试验的人群分为试验药组与对照药组或安慰剂组，两组对照来确定试验药的疗效，但有的Ⅱ期试验也会只设一个试验组，单独看这个药物的疗效，然后把这个疗效与已有的资料进行对比，这样的试验设计所需例数比较少。

268. 什么是Ⅲ期临床试验？

Ⅲ期临床试验是检验新药的最适剂量、用法、安全性及治疗作用的确证阶段，目的是进一步验证药物对目标适应证患者的治疗作用和安全性，评价患者受益与风险之关系，最终为药物注册申请的审查提供充分的依据。

269. 什么是Ⅳ期临床试验？

Ⅳ期临床试验为新药上市后由申请人进行的应用研究阶段，目的是考察在广泛使用条件下的药物疗效和不良反应、评价在普通或者特殊人群中使用的患者受益与风险关系等。Ⅳ期临床研究是在药品说明书指导下用药的临床研究，用以补充Ⅱ、Ⅲ期临床研究中未观察到的

1 适应证：某一种药物或诊断治疗方法所能诊断治疗的疾病范围或疾病状态。

不良反应，尤其是在老年人、肝肾功能较差患者、心血管疾病患者等特殊人群用药后可能产生的不良反应，而这些人群在前面的临床研究中都是被排除的。

270. 什么是临床研究中的知情同意？

为了保护受试患者参加临床研究中的权益，使他们了解研究药物的性质及试验的过程，我国和国际上都建立了相应的《药物临床试验质量管理规范》，简称GCP规范。要求所有临床研究都必须通过伦理委员会审批，审批的内容包括临床研究方案、知情同意书等。知情同意书是为参加临床研究的受试者（健康志愿者及患者）提供的一份书面文件。参加临床研究之前，研究者（临床医生）会就这份告知书的内容向受试者讲解，其中包括临床研究的内容、背景、新药的作用机制、已经获得的临床研究结果、将要开展的临床研究内容、受试者可能面临的风险、可能得到的受益等，最重要的是受试者必须是自愿参加且随时可以退出，受试者的隐私是得到保护的。受试者/患者可以在医生与他进行知情同意谈话时充分提问并应当得到答案，患者在自愿的情况下签署知情同意书，同时可以保留这份同意书。签署知情同意书后就意味着参与了临床研究。作为受试患者，如果愿意参与临床研究，就应当积极配合医生（研究者），包括及时向医生通报自己的感受、不适，及时到医院就诊，进行各种检查，在家中服药时要认真记录服药情况，填写患者日志，有时还要定时测量血压等。这些内容都是临床研究中需要观察的安全性资料，对于评价一个药物的安全性和有效性极为重要。患者在参与临床研究时，也是临床研究的重要成员，他是整个研究组的观察对象，会得到所有研究者的关心和照顾，因此，配合临床研究工作也是受试者的义务，受试者有责任把自己的真实情况告诉医生，以便医生评价，并对他的治疗作出正确的决定。如果患者病情进展了，或者医生认为他已不适合留在研究中，医生会让他终止研究，并且为他提供其他治疗方案，这时受试患者要服从研究者的决定。还需要注意，在知情同意书中通常有两个联系方式，一个是研究者的电话，一个是伦理委员会的电话，受试患者有关于研究或医疗方面的问题，可以打电话给研究者，如果有关于受试者权益方面的问题，可以与伦理委员会联系，将会得到相应的解答。

271. 5年生存率是什么意思？

生存率又称存活率，指接受某种治疗的患者中，经若干年随访（1年、3年、5年、10年，甚至15年）后，尚存活的病例数所占比例。比例越高说明治疗结果越好。医学上为了统计癌症患者的生存率，比较各种治疗方法的优缺点，采用大部分患者预后比较明确的情况作为统计指标，通常采用5年生存率。对每位患者来讲就是指能生存超过5年的概率，并不是只能活5年的意思。对肿瘤患者来讲，生存超过5年以后再次出现复发或转移的概率就已经很低了，因此，5年生存率常代表治愈率。

（九）饮 食 营 养

272. 患乳腺癌后应如何调整饮食？

乳腺癌患者无需特殊饮食，注意平衡膳食、合理营养即可。

乳腺癌患者术前应确保热量和蛋白质的合理摄入，每餐含有一定量的优质蛋白质，如鸡、鸭、鱼、肉、牛奶、鸡蛋、大豆及其制品等；提供能量的五谷杂粮；在此基础上还应多食用新鲜蔬菜和水果，摄入丰富的维生素和矿物质。一日三餐应合理搭配，为了能够保证患者更好地消化吸收，食物一定要做得细软，建议多采用蒸、煮、炖、焖等烹调方法。

手术后为了增强机体免疫力，促进伤口愈合，争取良好预后，应继续注意饮食调养，在合理膳食的基础上，适量增加高蛋白、高维生素的食物（鸡、鸭、鱼、肉、蛋、奶、大豆及其制品、各种蔬菜、水果、坚果等）。

进入康复阶段后，应在生活中建立良好的饮食习惯，做到以下几点。

（1）在保证营养需求的前提下有节制地饮食，多选用蔬菜、水果、豆类等植物性膳食；尽量吃粗加工的谷类，增加一部分薯类；可以经常食用具有防癌、提高机体免疫力作用的食物，如各种深色蔬菜及绿叶蔬菜、菇类、芦笋、洋葱、蒜薹、番茄、胡萝卜、牛蒡、十字花科类蔬菜（如卷心菜、西蓝花、甘蓝等）、多脂鱼（如鲑鱼、青鱼、鳕鱼、鳗鱼、金枪鱼、比目鱼等）、大豆及其制品、水果（柑、橙、柚、紫色提子和葡萄、苹果、猕猴桃）等。

（2）坚持适当的体力活动和锻炼，保持健康的体重。

（3）不吸烟，不饮酒，食物宜清淡。

（4）用部分白肉（鸡、鸭、鱼）、蛋、奶、豆腐等替代红肉（猪、牛、羊肉等）的摄入。

（5）限制油炸、烧烤、腌制食品，选择橄榄油、亚麻籽油等作为日常烹调油的一部分。

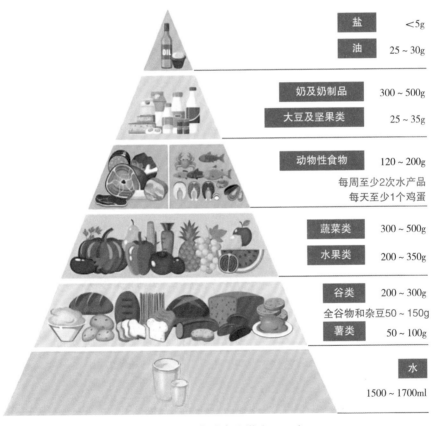

食物多样 合理搭配 | 2023膳食指南

盐	<5g
油	25～30g
奶及奶制品	300～500g
大豆及坚果类	25～35g
动物性食物	120～200g
	每周至少2次水产品 每天至少1个鸡蛋
蔬菜类	300～500g
水果类	200～350g
谷类	200～300g
	全谷物和杂豆50～150g
薯类	50～100g
水	1500～1700ml

中国居民平衡膳食宝塔（2023）

总之，在漫长的抗癌道路上，营养要贯穿整个疾病的治疗和康复中，建立科学的饮食观，调动机体的积极因素，维持良好的免疫力，这样有助于降低复发的概率，增强抗病能力，提高生活质量。

273. （新）辅助化疗前或后进行手术，如何抓住营养调理的最佳时机？

无论是化疗后进行手术还是手术后化疗，距离下次治疗都相隔1个月左右，患者在治疗期间会不同程度的出现一些不良反应，尤其是消化道反应，如食欲减退、恶心、呕吐等，导致体质下降，进一步会增加营养不良的风险。因此，该间隔期的营养支持就显得格外重要。在这3～4周，应通过身体调理和营养支持改善营养状况，从而恢复到一个良好的营养状态，为治疗做好营养储备，减少并发症，使机体恢复得更快、预后更好，提高患者的生活质量。

274. 化疗期间应该如何调理饮食？

（1）化疗前和两次化疗之间阶段患者表现：食欲基本正常，消化、吸收正常，无发热，这一阶段是患者补充营养的最佳时期——不存在化疗反应，饮食正常。良好的营养可以增强免疫力，提高化疗的抗不良反应能力。饮食安排基本以普食为主。

原则：高热量、高蛋白、高维生素；适量脂肪，缺铁性贫血要摄入含铁高的食物；三餐为主，适当加餐。

要求：饮食热量必须保证维持体重或增加体重，蛋白质摄入量应高于普通人，且其中一半应来源于优质蛋白质（肉、禽、蛋、奶）；

应增加含铁、叶酸、维生素C高的食物，如动物肝脏/肾脏、瘦肉、蛋及酵母和绿叶蔬菜，香蕉、柑、橘、橙、柚、猕猴桃、鲜枣、刺梨等水果；避免食用煎炸食物。每天应保证摄入500g左右的蔬菜、200～400g的水果。

（2）化疗初始阶段

患者表现：可能出现食欲减退、胃灼热、轻微腹痛腹泻、口腔溃疡等症状。虽然开始出现化疗不良反应，但患者仍可以进食，少食多餐、餐间加餐，应尽可能补充营养。饮食可采用半流食（参考半流食食谱），有助于减轻不良反应。

半流食食谱

早餐：

- 发糕50g
- 蒸嫩蛋羹（鸡蛋1个）

上午9点加餐：

- 肠内营养液150～200ml
- 蛋糕50g

午餐：

- 鸡丝龙须面1碗（200ml）
- 蒸白菜肉卷浇汁（白菜100g，肉25～50g）

下午3点加餐：

- 果蔬泥100ml
- 肠内营养液150～200ml

晚餐:

- 南瓜粥 1 碗（200ml，南瓜 20g，大米 40g）
- 鱼丸烩冬瓜（鱼肉 25 ~ 50g，冬瓜 100g）

晚 7 点加餐:

- 肠内营养液 150 ~ 200ml

（3）化疗反应最重阶段

患者表现：出现严重不良反应，恶心、呕吐加重，口腔、消化道溃疡严重，腹痛、腹泻严重，甚至出现发热。已无法正常进食，甚至出现进食抵抗。这一阶段主要在于营养的维持，仅提供少量的热量及营养，用于保护胃肠道功能，减少肠道负担。如不良反应时间超过 3天，应接受肠外营养支持，饮食采取部分肠外搭配部分肠内营养，有利于渡过极重反应阶段时期。饮食安排上采用流食，6 ~ 8 餐/日，可随意饮食。

275. 化疗期间增加营养的饮食建议有哪些?

（1）一天内少食多餐，而不是一天三餐。必要时吃点零食，治疗期间如果体重下降，零食可以帮助恢复体重。

（2）在任何时间吃喜欢吃的食物。

（3）每隔几小时吃点东西，不要等到饿的时候再吃。

（4）感觉非常饿的时候，可以享用一顿"大餐"，如早起之后感到很饿，就把早餐当作一天中最重要的一餐。

（5）用餐或吃零食时尽量选择高热量、高蛋白食物。

（6）补充高热量、高蛋白的饮品，如罐装医用食品。

（7）大部分流食要分配在两餐之间喝，而不要在用餐时喝。

（8）高蛋白食物可选择鸡蛋沙拉、肉禽类、鱼豆类、坚果等。

（9）不要害怕尝试新的食物，有些之前不太喜欢的食物会在治疗期间变得"更好吃"。

（10）化疗期间早餐尽量选择清淡的食物，量取平时的一半，餐后1～2小时进行化疗，这样可有效减轻化疗导致的恶心等不适症状。

276. 放疗期间患者如何进行饮食调理?

放疗可以产生热毒。羊肉等温热性食物最好不吃，强烈的调味品要少用。可多选用具有滋阴清火的梨、西瓜、绿豆、豆腐脑、银耳、百合、藕、鸭肉、鸭蛋、甲鱼、鱼腥草、马齿苋等清热解毒的食物以减轻症状。放疗中有胃肠反应，出现食欲减退、味觉迟钝，饮食应以营养丰富、清火的食物如梨、绿豆、银耳等；恶心、呕吐者可在食物中加姜汁或喝些陈皮茶；食欲减退时，食物应加工可口，清淡易消化，少食多餐；还可选用健脾和胃、助消化的食物，如淮山药、薏米、山楂等；出现黏膜损伤、吞咽困难时选用易消化易咀嚼的食物，如各种菜肉粥、龙须面、馄饨、菜泥、汤类等；出现放射性皮炎等皮肤损伤时，除加强皮肤护理外，膳食中要注意补充维生素A丰富的肝、蛋、奶制品、红绿色的果蔬；富含维生素C的新鲜蔬菜和水果。

如果进食量减少或体重减轻，饮食摄入不足，应给予肠内营养支持，替代一部分食物，减少营养不良发生的风险，还要关注优质蛋白食物的摄入，是维持机体免疫力、阻止肌肉减少、纠正低蛋白血症必不可少的物质基础。

放疗也可能导致便秘，便秘者应增加膳食纤维素的摄入，如增加蔬菜、水果、薯类、豆类、坚果的量，饮食上要多增加水分，可饮蜂蜜水、花茶水、蔬果汁等并增加富含可溶性膳食纤维的食物，如海带、魔芋、苹果、香蕉、核桃等。

当烦躁、口干、便秘、尿黄等症状出现，可食用梨汁、甘蔗汁、葡萄汁等。荸荠汁清胃火，香蕉汁清肠火，苹果汁清心火，可以根据自己的症状选择。

针对放疗患者出现的咽干、咽痛、大便燥结等症状，可通过食疗减轻自主症状。以下食疗方可参考食用。

清咽润燥粥：生地3g、元参3g、麦冬3g、陈皮2g、银耳3g、山药5g、大米25g、小米25g；将生地、元参、麦冬、陈皮煎成100ml汤药，过箩弃渣备用；水烧开后放入小米、大米、银耳、山药和煎制的汤药一起煮，煮熟后即可食用。

277. 如何减轻放化疗引起的食欲减退？

放化疗可以引起食欲减退、恶心等胃肠道反应，此时应少食多餐，采用高热量、高蛋白饮食。另外，可以经常变换烹调方式与食物形态，注意食物色、香、味的搭配，通过尝试各种温和调味料来增加食欲；用餐前可以适当活动或食用少许开胃、助消化的食物，如炒山楂、鸭胗、麦芽、萝卜、山药、刀豆、酸奶等。此外，还可以选择一些酸甜味的食物达到开胃的效果。鼓励患者多进食富含维生素A、维生素C的蔬菜和水果，如胡萝卜、芦笋、苹果、猕猴桃，来提升患者的食欲。化疗中出现恶心、呕吐等症状时可口含话梅、姜片（或榨的姜汁），对于止呕有一定帮助。反应较重时可进食清淡易消化的食物，加以焦米粥、烤面包片及馒头片等有醒脾的作用，促进食欲。还可以配上少许咸菜或腐乳来缓解，该方法因人而异，可以进行尝试。放松心情，适当运动，如果症状仍然没有明显改善，应告知主管医生，必要时口服促进食欲及胃动力的药物来改善症状，也可适量补充一些维生素及矿物质。如果胃肠道反应较重，进食明显较少已超过3天，应通过肠外营养补充，以缓解胃肠道反应的危机现象。

278. 怎样合理安排饮食和化疗时间？

患者在化疗期间要合理安排饮食。化疗当天，饮食应清淡可口。建议在化疗前2小时进食，这样在化疗时食物基本消化完成，属于相对半空腹状态；化疗结束后晚餐可以晚些吃，拉开反应时间；这样可以避免或减轻恶心、呕吐等消化道症状。

另外，口服化疗药建议在饭后半小时吃，能减轻患者消化道反应的不适感。

279. 治疗中出现腹泻，应该如何调理饮食？

肿瘤治疗、药物作用以及不合理的饮食都有可能加快肠道蠕动，从而引发腹泻。不受控制的腹泻可导致脱水、体重下降、食欲减退、身体虚弱等后果。因此，饮食上应避免食用会加重腹泻的高纤维食品，如坚果、瓜子、全谷物、豆类、干果、生的水果和蔬菜。也要避免食用高脂肪食品。应选择低纤维的蔬菜，如冬瓜、去皮西红柿、去皮茄子、去皮西葫芦、胡萝卜、土豆、去皮熟大枣等并辅以焦米汤、蛋黄米汤等食物。建议喝一些（自制）果汁和蔬菜汁以保持电解质平衡或饮用电解质饮料。喝水时应遵循小口、多次原则，全日饮水要适量。可以吃些健脾食品，如将茯苓、薏仁米、白扁豆、山药等煮水喝。严重腹泻尤其是由放射性肠炎导致腹泻的患者需要暂时禁食，可以借助肠外营养补充营养。恢复饮食后，应以细、软、烂、少渣、易消化的食物为宜。建议适量服用一些改善肠道微环境的益生菌。

280. 出现腹泻为什么需要补充含钾的食品?

腹泻除了丢失水分，还会丢失钾、钠等电解质，因此如果患者频繁腹泻，为了防止电解质紊乱[1]，维持机体内环境的稳定，除了需要补充富含电解质的水分外，需要补充一些含钾高的食物和果蔬，尽快纠正电解质紊乱。含钾高的食物有香蕉、桂圆、牛油果、甜菜叶、白薯叶、苋菜、菠菜、芥菜等绿叶蔬菜。可将蔬菜水果煮熟后用捣碎机制成蔬果汁，可以补充丢失的电解质。

281. 缓解便秘应选用哪些食物?

患者因生活习惯或因药物治疗出现便秘时，应增加富含膳食纤维食物的摄入，如新鲜蔬菜（至少摄入500g）、水果、杂豆类、燕麦、红薯、芋头、海带、魔芋、苹果、熟香蕉、核桃、无花果、杏仁、生大枣等。增加饮水也可以缓解便秘，可选择蜂蜜水、苦荞茶、花茶水、蔬果汁等，每天至少要喝8～10杯水，总量达到2000ml以上。另外，还可以多吃生熟萝卜、蒜苗、果酱、生黄瓜等产气食物，加快

---

1 电解质紊乱：指血液中的离子，如钾、钠、碳酸氢盐、钙、镁、磷、氯出现异常升高、降低或比例失衡。出现电解质紊乱后患者会出现一系列不适症状。

肠道蠕动，帮助排便。建议补充益生菌，益生菌能缓解便秘并有效调节肠道微环境。另外，适当的运动，养成良好的排便习惯（排便时避免玩手机）也有助于缓解便秘。

282. 如何减轻口腔溃疡的症状？

出现口腔溃疡后，应注意减少口腔刺激并保持口腔清洁，以减轻疼痛。饮食方面应加强营养，以高蛋白、高维生素的食物为主，有助于加速愈合过程。选择易消化、质软、清淡无刺激性的食物。烹饪方式以清炖蒸烩为主，少食多餐，尽力选择匀浆膳或少渣半流质的饮食。多饮水（也可选择苦丁茶、苦荞茶、金银花茶等），也可将蔬菜及水果制成蔬果汁，满足机体的需要。另外，应避免食用过热、过咸、刺激性及酸性（西红柿、泡菜、橘、柚等）的食物，以减轻不适感。必要时患者可用吸管吸吮液体食物，避免接触口腔溃疡面。另外，口服维生素 B_2，患者还可以尝试吃酸奶、冰淇淋等食物来缓解口腔内的烧灼不适感。

283. 化疗期间为什么要适量多饮水？

化疗会造成消化道的不良反应，也会造成水分摄入不足，导致机体内环境紊乱。多喝水除了能满足机体的基本需求外，还可以促进药物代谢产物排出体外，减少对胃肠道、肾脏等的损伤。

化疗期间每天应喝水不少于2000ml，这样不仅能维持患者的正常生理代谢，减轻化疗的不良反应，还能保证足够的尿量。化疗24小时内，患者的尿量不应少于1500ml；输注铂类化疗药物的患者24小时内的尿量应达到3000ml，促进毒素的排出。

284. 某些化疗药物会引起尿酸升高，如何调理饮食？

化疗药物会破坏大量的白细胞，致使核蛋白转化率增加，导致血液中的尿酸增加，引起高尿酸血症。化疗过程中应注意观察患者尿量和尿色的变化，鼓励患者多饮水，保证每日有充足的液体摄入。患者每日的尿量应超过2500ml，以促进尿酸的排泄。除遵医嘱接受药物治疗外，还应在减少尿酸盐结晶沉淀的基础上给予患者低嘌呤饮食，以少肉多蛋、宜碱忌酸、宜清淡忌味重为原则，让患者多吃蔬菜、水果。痛风发作期间的蛋白质食物应以牛奶、鸡蛋为主。

患者可以食用海蜇、海藻、海参、大米、小米、面、麦片、藕粉、核桃、杏仁、花生、百合、莲子等嘌呤含量少的食物；忌食动物内脏、海鲜、贝类等富含嘌呤的食物；少喝煲制的荤汤，以减少尿酸的形成。

285. 化疗患者需要注意补充哪些维生素和矿物质？

患者用药后机体消耗会增加，易造成一些维生素、矿物质的缺乏，叶酸缺乏也常见，应多摄入含叶酸多的食物，如动物肝脏、蛋、绿叶蔬菜、柑橘、香蕉等；化疗还可导致神经损伤，引发腿脚疼痛、麻木、肌肉无力以及发痒等症状，应注意补充富含维生素E、B族维生素和钙、镁、锌的食物，如亚麻籽油、橄榄油、五谷杂粮、瘦肉、海产品、坚果、酸奶、香菇等。如果化疗周期较长，不良反应增加，则有必要补充复合维生素、矿物质和维生素D_3等。另外饮食方面需要注意食物多样化，营养均衡。

286. 放化疗后恶心、呕吐怎么办？

（1）食用酸味、咸味较强的食物可减轻恶心呕吐等症状，还可饮用清淡、温凉的饮料，如陈皮茶、麦芽茶、白萝卜水、鲜藕荸荠汁、鲜榨果汁等。

（2）避免吃太甜或太油腻的食物。呕吐严重时，应避免在2小时内进食。

（3）起床后及运动前吃较干的食物可抑制恶心，如饼干或吐司面包，活动后勿立即进食。

（4）用餐时注意干、稀分食，先食用固态食物，间隔一段时间再饮用汤汁或饮料。

（5）冷、热分食，避免同时摄食冷、热的食物，否则易刺激肠胃，引发恶心。

（6）少量多餐，避免空腹，空腹会加重恶心的感觉。

（7）接受治疗前2个小时内应避免进食，以防止呕吐。适合恶心、呕吐患者吃的食物：烤馒头、烤面包片、花卷、包子、松糕、姜片粥、西红柿疙瘩汤、蒸山药、土豆泥、海参、清蒸鱼、豆腐丝、萝卜炖排骨、山楂糕、荸荠、柠檬、柑橘、米醋、酸奶、麦芽等。吃一些健脾消食的食物：山楂、萝卜、酸奶、麦芽、莱菔子等改善症状。

287. 放化疗期间感到疲劳该如何调理饮食？

很多原因可导致疲劳，包括肿瘤治疗、食物摄取不足、睡眠不足、情绪因素、白细胞计数低下以及服用某些药物等。如果属于医源性疲劳，医生可以对症治疗，改善患者的自我感觉。另外，治疗期间还可以采取营养补充的措施来解决疲劳问题。

患者可多食用对神经细胞和精神状态有良好影响的食物，如富含优质蛋白的肉、蛋、奶、鱼等。如果富含优质蛋白的食物摄入较少或饮食受限，可补充一些乳清蛋白质粉和肠内营养。另外，新鲜的蔬菜和水果也要满足一定的摄入量，可做成蔬果汁补充，这样患者的耐受性会更好。此外还可通过食疗改善症状，可以食用山药、百合、大枣、桂圆、莲子、茯苓、枸杞子、芡实、鸽肉蛋等食物。

288. 怎样吃可以缓解治疗期间的口干症状？

患者可咀嚼口香糖以刺激唾液分泌，减轻口干的症状，还可饮用淡茶、山楂香蕉饮、柠檬汁或高热量饮料等；进食时应注意小口细嚼，选择常温、柔软、湿润的食物，避免调味太甜、太咸、太浓的食物；避免食用容易粘住上腭的食物，如花生酱或软面包。食物应制成较滑润的形态，如果冻、肉泥冻、菜粥等；可以在食物中加入黄油、肉汤、酸奶、牛奶或水使其口感湿润；也可将较干质地的食物蘸上液体或浸入液体后食用；也可搭配肉汁、肉汤或饮料一起进食，有助于吞咽；多食用多汁的水果，如梨、马蹄、藕、桃、苹果、瓜类等。可以经常喝山楂和柠檬水。

饮食中可增加一些滋阴生津的食物，如藕汁、梨汁、橙汁、橄榄、无花果、罗汉果、酸梅汤等；也可以自制一些水果汁，如清胃火的荸荠汁，清肺火的梨汁，清肠火的香蕉汁，清心火的苹果汁等，可根据患者自身喜好选择；应限制过咸和辛辣的食物。

需注意的是，患者不可滥用漱口药水。注意保持口腔湿润，防止口腔感染的同时，也可保护牙齿。应避免用口呼吸。

289. 放化疗后白细胞和血小板减少该如何调理饮食？

白细胞和血小板减少是放化疗造成的骨髓抑制所引起的不良反应。白细胞降低的患者在饮食方面除了要注重充足的营养，还要补充高蛋白食物，因为蛋白质是合成白细胞、血小板等物质的基础，也是维持良好免疫力不可或缺的基础。含有优质蛋白的食物包括鸡蛋、牛奶、酸奶、瘦肉、动物肝脏、鱼、海产品、大豆及其制品、乳清蛋白质粉等。另外，患者还要保证新鲜水果和蔬菜的摄入，这些食物含有丰富的抗氧化物质，具有抗炎、抗自由基、提高机体免疫力的作用。给机体带来很多益处。

患者可以交替调节着吃牛尾菌菇汤、脊骨蔬菜菌菇汤、猪蹄黄豆花生汤、鲫鱼豆腐汤等（一定要将汤里的食材吃掉），以提高血细胞水平。

给大家提供两个食疗方供参考。

（1）鸡血藤30g、黄芪15g、大枣10枚。一起煮水喝。

（2）大枣50g、花生米50g（花生衣1g）、玉米须少许加少量红糖煮水喝，煮好后把玉米须弃掉喝汤吃渣（血小板减少的患者）。

290. 化疗后味觉改变怎么办？

味觉改变一般和治疗中出现的不良反应有关，包括味觉丧失，对苦味、金属味等异常敏感等。酸味（如柑橘、山楂等）和甜味能够改善苦味及金属味（对金属味敏感的患者应尽量避免使用金属器皿）的异常敏感，烹调时可多选用甜味及酸味的调料。患者应避免食用苦味较强的食物，如芥菜、苦瓜等，改为食用味道较重的食物，如香菇、洋葱等。可以通过变换食物的质地、菜色的搭配及烹调方法等来增强嗅觉、视觉上的刺激，弥补味觉的不足。另外，如果觉得肉类有苦味，可采用冷盘或利用浓调剂降低苦味；烹调前用少许酒、果汁浸泡肉类或混入其他食物中食用，也可以提高肉类的接受程度；亦可用蛋、奶制品、豆类、豆制品或干果类取代之，以增加蛋白质摄入量。

291. 化疗药物引起肢体麻木，应该怎样靠饮食调理？

有些化疗药物会引发患者出现肢体麻木的症状。此时，除了遵循医嘱用一些为神经提供营养的药物外，还应在饮食上增加具有营养神经系统功效的食物，如动物肝脏、牛肉等肉类，鸡蛋、奶、鱼卵、酵母、米糠、麦麸、全麦、燕麦、黄豆、豇豆、豌豆、核桃、花生、菠菜、小白菜、油菜、茼蒿、红苋菜、茴香、芹菜、西红柿、竹笋、香蕉等。另外，患者应避免进食生冷食物，避免接触寒冷物体并注意保暖，还可通过按摩肢体来缓解症状。

292. 治疗期间白蛋白降低应该如何纠正？

患者白蛋白降低提示有营养不良的风险，对于术后患者来说，白蛋白降低会导致手术切口的愈合延迟，增加感染概率；对于放化疗患者来说，白蛋白降低可能导致治疗中断。因此，应当及时进行营养干预，纠正低白蛋白血症。应在患者的饮食中补充高蛋白食物，如鱼、肉、蛋、奶以及大豆制品等富含优质蛋白的食物。此外，最好添加蛋白营养补充剂——蛋白质粉，能帮助患者更高效地补充蛋白质，纠正低蛋白血症及预防营养不良造成的肌肉减少症。

293. 蛋白质的重要性有哪些？

（1）蛋白质是最重要的营养物质之一，没有蛋白质就没有生命。

（2）蛋白质是组成人体所有组织、细胞的主要成分——人体内的血液、肌肉、内脏、骨髓甚至指甲和头发，没有一处不含蛋白质。

（3）蛋白质参与人体内环境的各项生命活动——肌肉收缩、血液循环、呼吸、消化、感觉功能、思维活动等。

（4）对于肿瘤患者来说，蛋白质更重要的作用是合成抗体（抗体主要由某种蛋白质构成），使人体具有抵御疾病、抵抗外界病原侵袭的免疫力。

294. 贫血的饮食建议有哪些？

患者应选择富含优质蛋白的食物，如猪肉、牛肉、羊肉、各种肝类等含铁丰富、吸收率高的蛋、肉类；另外，也要多吃蔬菜水果，因为蔬菜水果富含维生素C，可以帮助植物铁的吸收。含维生素C较高的水果有猕猴桃、柠檬、柑橘、鲜枣、刺梨、山楂等，餐后半小时至1小时内进食水果有利于铁的吸收利用。如果出现贫血严重的状况，应遵医嘱补充铁剂。

另外，人体缺乏维生素B_{12}和叶酸时也会导致巨幼红细胞性贫血，维生素B_{12}主要存在于动物肝脏、肾脏和肉类中，其次为鱼类、贝类

（蛤）、蟹类、蛋和奶类。叶酸主要存在于动物肝脏、肾脏、酵母和绿叶蔬菜中。放化疗期间应多补充这些食物纠正贫血。

295. 化疗期间提供食疗验方供参考

养血粥：当归 3g、黄芪 5g、熟地 3g、砂仁 2g、枸杞子 3g、紫米 15g、大米 15g、小米 20g、花生米 15g、红小豆 10g、小枣 25g。做法：把中药备齐煎至 100ml 去渣待用，把粥煮至 8 成熟后，汤药倒进粥里直至煮熟后食用。

如果在化疗期间出现贫血、血象低、精神疲倦、头晕、视物模糊、心悸、气短、毛发不泽或易脱落、羸瘦萎黄等症状，可自制以上食疗药膳服用。治疗期间，合理的营养搭配配合食疗药膳，有助于缓解症状，营养状况改善也会让抗肿瘤治疗发挥最佳效果，切记"保体重就是保健康"。

296. 优质蛋白和非优质蛋白有何区别？如果对动物蛋白不耐受该怎么办？

机体通过摄入动物蛋白和植物蛋白来获取蛋白质。其中，蛋类、奶类、肉类、鱼、海产品、大豆等属于优质的动植物蛋白，含有人体必需氨基酸，它们的蛋白模式和人体的很接近，利用率较高，能让我们更有效地合成自身蛋白质，补充机体所需的蛋白质。

建议吃动物蛋白的原因是，除了大豆及制品，绝大部分植物蛋白中赖氨酸、蛋氨酸、苏氨酸和色氨酸的含量相对较低，营养价值也相对较低，属于非优质蛋白。

肿瘤患者需要补充能量及多种营养素，其中，蛋白质的补充尤为重要。一是优质蛋白是维持机体正常免疫力的物质基础；二是在治疗期间保证优质蛋白的摄入，有助于预防肌肉丢失，维持良好的营养及功能状态，提高患者的生活质量。

建议通过食物补充优质蛋白，如果患者很少食用动物蛋白或抗拒这类食物，可以选择大豆蛋白。另外，还可以通过增加富含氨基酸的菌菇类、杂豆、坚果等食物来提高蛋白质的摄入。

297. 什么是营养支持治疗？

营养支持治疗指通过营养教育、饮食指导、肠内营养及肠外营养支持等途径，预防和治疗营养不良，调节免疫代谢，最终达到改善营养状况、降低营养不良的发病风险、增强抗癌治疗效果、减少抗癌治疗不良反应、提高患者生活质量等目的的治疗方式。

298. 患者在什么情况下需要补充医用食品？

属于下列情形的患者需要补充医用食品（补充肠内营养）。

（1）手术前需要营养支持的患者。

（2）手术后刚刚恢复经口饮食，以流质和半流质饮食为主的患者。

（3）放化疗期间食欲减退、饮食减少、体重下降需要补充营养的患者。

（4）不能经口饮食，需要借助鼻饲管或空肠造瘘的患者。

（5）普通饮食不能满足机体营养需要的患者。

（6）存在营养不良风险的患者。

（7）康复期需要加强营养的患者。

医用食品是为了满足进食受限、消化吸收障碍、代谢紊乱或特定疾病状态人群对营养素或膳食的特殊需要，专门加工配制而成的配方食品。

医用食品可提供全面均衡的营养，存在营养不良或营养风险的患者均可获益，包括缩短住院时间、减少并发症、降低住院费用等。

口服这类医用食品时应循序渐进，遵循由稀到浓、由少到多、小口啜饮的原则，最好在医生和营养师的指导下服用。

299. 康复期应该如何进行食疗？

患者经过一段时间的治疗后，身体损耗很大。进入康复期后，身体各方面功能逐渐恢复，食欲有所增加。可根据自身体质选择一些食疗药膳来调理身体。

食疗的处方很多，现介绍几种比较简单易行的食疗方。①猪肚莲子：把莲子放进猪肚中煮，有健脾益肾、补气的功效。②黄芪甲鱼汤：有补气、滋阴养血的功效。③红枣山药银耳冰糖饮：有滋阴养血、益肺补气的作用。④山药薏仁柿饼粥：山药双补气阴，扶助正气；薏仁利湿祛邪，柿饼润肺。⑤枸杞子乌鸡汤：滋补肾阳，益气血。⑥枸杞子银耳冰糖羹：滋补肾阳，滋阴润肺，益胃生津等。⑦清炒血豆腐：有补气益血、解毒等功效。以上都可作为康复期的饮食内容，或结合自身的实际情况调理身体，改善状况有利于机体康复。

300. 哪些因素可以提高机体免疫力？

人体的特异性免疫（获得性免疫）大都取决于饮食、睡眠、运动、压力等环境因素，饮食尤其具有决定性作用。因为很多营养素都能协助刺激免疫系统，调节免疫功能。各免疫器官的成熟不能没有原料，要想拥有良好的免疫功能，首先要保证各种营养物质的均衡摄入，将免疫系统搭建起来。蛋白质和脂肪是构成免疫细胞、免疫组织所需的重要营养物质。营养不良会导致免疫失调，利用药物改善免疫力并不是最佳方式。要想维持正常的免疫力，合理营养永远是第一选择，即营养摄入充足、食物多样化以及均衡饮食。

如何搭配才是均衡合理的饮食呢？给大家以下几点建议。

（1）谷类食物是能量的主要来源，优质的碳水化物包括五谷杂粮、薯类、山药等。

（2）补充优质蛋白：包括蛋、奶、鱼、肉、大豆类。

（3）多吃蔬菜水果：新鲜水果和蔬菜富含丰富的维生素、矿物质以及适量的膳食纤维，每天至少要吃500g左右的蔬菜、200g左右的水果。

（4）选择合适的烹调用油：每天应摄入25ml左右的油脂，适量的油脂可以维持细胞膜的完整性，有利于脂溶性维生素的吸收。亚麻籽油、橄榄油、花生油、茶籽油等可穿插搭配食用。

（5）水分摄入要充足：以调节机体内外环境、毒素的排出等。

这里要强调的是，优质蛋白是维持正常免疫力的重要原料。鸡、鸭、鱼、肉、蛋、奶、大豆制品都是优质蛋白的来源。每天一个鸡蛋、250ml牛奶、100～150g肉、100g豆腐或50g豆制品，就能基本满足一名体重60kg左右患者优质蛋白质的需要量。如果食物摄入有限或不足，可以用蛋白质粉补充。

除了饮食，患者还应注意放松心情和自我调适。良好的心态是战胜疾病的统帅，拥有积极的心态对于预防和治疗疾病来说都大有裨益。反之，恐慌、焦虑等不良情绪会削弱我们的免疫力。有了好的心态，摄入的营养也能发挥它应有的功效，二者相辅相成。

另外，适当运动可以促进机体气息的通畅，有规律的锻炼能够强身健体、改善免疫系统。再有就是睡眠，良好的睡眠对于消除疲劳、恢复体力、维持正常免疫力来说都是至关重要。

301. 乳腺癌同时患有糖尿病，日常饮食应注意什么？

（1）饮食治疗是糖尿病治疗的基础。日常饮食应注意减少血糖波动，努力达到并保持合理的体重。控制碳水化合物的摄入量并在固定时间进餐，有助于避免血糖的大幅度波动。

（2）养成良好的饮食习惯：每天应规律进食三餐，定时定量，细嚼慢咽，避免过饥或过饱；食物品种应多样化，保证营养均衡，这四大类食品不可缺：谷薯类、肉蛋奶豆类、蔬果类、油脂类；粗细粮搭配，荤素食搭配，可用糙米、麦片、薯类、山药等替代精米白面。

（3）忌甜食，如糖果、雪糕、甜饼、市售饮料、中西式点心（低血糖时除外），非常想吃甜品时可选择代糖如木糖醇等。

（4）为了保持血糖的平稳，全天可分为3餐正餐＋2餐加餐，加餐可选用鸡蛋、无糖酸奶、坚果或水果，这些食物也要计算在全天的总能量当中。

（5）进食水果时需注意：如果空腹血糖＜7.8mmol/L，餐后血糖

＜10mmol/L，糖化血红蛋白＜7.5%，不经常出现高血糖或低血糖，可选食水果。一般可在加餐时选用含糖较低的水果，如草莓、葡萄、鳄梨、苹果、鸭梨、桃、青瓜、柠檬、李子、猕猴桃、枇杷、柚子、小叶橘等。如果血糖不稳定，可以生食黄瓜、西红柿代替水果。

（6）烹调时尽量不勾芡。餐后高血糖的患者应尽量避免食用升糖指数高的食物，如白米饭、白面馒头、白面包等。

302. 高血压患者适宜选择的食物有哪些？

合并高血压的患者应选择限制能量的平衡膳食，每日饮食定时定量，粗细搭配，不宜过饱，更不要暴饮暴食，应维持健康体重，以稳定血压。饮食应注意低脂、低盐（＜4g）、高钾，保证足够的钙、镁、膳食纤维、维生素、矿物质和微量元素摄入。可选用能够保护血管和降血压、降脂的食物，如富含钾的食物，如苋菜、菠菜、甜菜叶、白薯叶、芥菜、荠菜、土豆、盖菜、茼蒿、菌菇类、芋头、沙棘、橘、红果、鳄梨、鲜干枣、香蕉等；钙镁含量高的食物，如牛奶、酸奶、芝麻酱、带鱼、虾、海带、绿色蔬菜、粗杂粮、荞麦、燕麦、藜麦、坚果、海产品、豆类及豆制品等；富含叶酸的食物，如大豆、杂豆、藜麦、小麦粉（黑）、绿叶蔬菜、核桃、鸡蛋、鸭蛋等。

同时，应当注意劳逸结合，避免精神过度紧张，保证充足充分睡眠，保持心情舒畅。血压稳定、体力较好时，可进行适当的活动，可选择如快走、慢跑、游泳、体操等合适的运动方式。

303. 高钙的食物有哪些?

有奶类、奶酪、带鱼、黄鱼、海虾、河虾、草虾、海蟹、螺、沙丁鱼、黄姑鱼、海带、豆腐、小香干、毛豆、榛子、杏仁、青稞、芥蓝、荠菜、苋菜、油菜苔、小白菜、油菜、空心菜、萝卜缨、黄花菜、白薯叶、茴香等食物。

304. 镁含量高的食物有哪些?

粗杂粮(荞麦、燕麦、藜麦、黑米、高粱米等)、杂豆类(大豆、蚕豆、花豆、芸豆、扁豆、豌豆、豇豆、鹰嘴豆等)、坚果、海产品(海米、虾仁、螺、海蜇皮、海蜇头)、豆类及豆制品等。

305. 高钾的食物有哪些?

蔬菜类普遍含钾高,尤以白薯叶、莴笋叶、空心菜、苋菜、菠菜、甜菜叶、芥菜、荠菜、土豆、鲜百合、黄花菜、萝卜缨、甘蓝、芥蓝、萝卜、茼蒿、番茄、鲜豆类、菌菇类(干)、芋头、山药、沙棘、橘、红果、鳄梨、鲜干枣、香蕉、柿饼、椰子、菠萝蜜、桂圆干、葡萄干、无花果、石榴、樱桃、草莓、柚、苹果、梨、桃、西梅、坚果类、燕麦、藜麦、青稞、荞麦、小米、小麦胚粉等食物。

306. 叶酸含量高的食物有哪些?

叶酸含量高的食物有动物肝脏、鸡蛋、鸭蛋、大豆、绿豆、红小豆、藜麦、小麦粉、青稞米、核桃、芝麻、花生、海苔、苋菜、茼蒿、菠菜、油菜、香菜、茴香等食物。

307. 抗炎食物的作用有哪些?

炎症是癌症的催化剂,抗炎食物可以增强机体免疫力,抑制炎症反应,起到更好的抗炎作用。一些抗炎食物富含单不饱和脂肪酸、亚麻酸、及多不饱和脂肪酸EPA(二十碳五烯酸)、DHA(二十二碳六烯酸),不仅有利于降低血液中的低密度脂蛋白水平,还能增强机体的抗氧化应激能力。降低炎症的发生。

部分抗炎食物包括:牛油果、深海鱼、三文鱼、姜黄、黑巧克力、生坚果、蔬菜、低糖水果、绿茶、椰子油、香辛料(薄荷、孜然、肉桂、茴香)、有机特级初榨橄榄油/有机草饲黄油等。

308. 喝豆浆会导致乳腺癌吗?

"喝豆浆会导致乳腺癌"这一说法没有科学依据。豆浆是大豆制品,大豆的主要成分是大豆异黄酮,属于植物雌激素,其结构与女性体内的雌激素相似。不过,当人体内的雌激素水平较高时,大豆异黄酮会与雌激素相竞争,起到抗雌激素的作用。多项研究结果显示,适量服用大豆及制品(每日25g大豆)不但不会增加患乳腺癌的风险,反而会降低乳腺癌的患病率。

309. 乳腺癌患者能喝茶吗？

喝茶是中国自古以来的一种养生方式。茶本身有一定的抗肿瘤功效，特别是绿茶中富含茶酚类物质，该物质能够抑制肿瘤细胞的生长。因此，乳腺癌患者可以喝茶。喝茶的好处还体现在可以抵抗吸烟对人体造成的危害，并有利尿、减轻水肿的作用。另外，有研究发现，喝茶还能减轻放疗对身体的损伤，具有一定的抗辐射作用。但要注意不要饮很浓的茶。

310. 肿瘤患者能吃保健品吗？

保健品的种类繁多，有些保健品对肿瘤患者有一定的好处，能起到辅助作用。但不能将这种作用无限夸大（保健品不能代替治疗）。肿瘤患者应进行正规系统的治疗，如手术、放化疗、中药调理等，营养不良则要进行营养治疗。这些治疗是保健品无法替代的。患者在康复期可以选用一些保健品，但不能盲目购买，要选择适合自己的，同时要仔细阅读说明书，了解其主要功效后对症选购。另外，还应注意该保健品是否有保健品标志和注册批号，买到正规、安全的保健品。

311. 肿瘤患者有没有必要每天吃海参？

海参是相对比较珍贵的食品，也是名贵的药材。有滋阴血、润内燥之功效。现代研究表明，海参具有提高记忆力、防止动脉硬化、糖尿病以及抗肿瘤作用。患者根据经济条件和体质选用，每周吃3～4次即可。

海参不属于优质蛋白，低蛋白血症的患者用海参作为补充蛋白的效果不好，但海参可以和肉类一起搭配食用，能够提高其蛋白生物利用率。

312. 治疗中加工的熟肉制品可以吃吗？

治疗期间，如果食欲不佳，可适量食用调剂口味。不建议多吃，因为熟肉制品在加工过程中会添加一些食品添加剂等，同时又由于运输、储存的环节，可能导致微生物滋生，存在一定的食品安全隐患，所以还是建议吃新鲜的、自己烹调的肉制品为好。

313. 蔬菜水果有益，每天建议吃多少？

摄入非淀粉类的蔬菜水果与降低患癌风险有关，特别是肺癌、口腔癌、咽癌、喉癌、食管癌、胃癌、结直肠癌及乳腺癌等。

按照《中国居民膳食指南》建议如下。

（1）水果类每天应摄入200～350g。如蓝莓、蔓越莓、红石榴、香蕉、橙、柚、紫色提子、柿子、火龙果等。

（2）蔬菜类每天应摄入300～500g，且至少一半是深绿叶蔬菜。深颜色的或五颜六色的蔬菜营养最为丰富，如鲜芦笋、番茄、苋菜、荠菜、菠菜、油菜、西蓝花、紫甘蓝、红菜头、洋葱、蒜苗等，每天最好选用5种以上的蔬菜。

314. 喝酸奶好还是喝鲜牛奶好？

酸奶和鲜牛奶的营养价值都很高。酸奶是由优质的牛奶经过乳酸菌发酵而制成，经过发酵，牛奶中的乳糖和蛋白质被分解成更小的分子（如半乳糖），使蛋白质结成细微的乳块，更容易被消化吸收。对于乳糖不耐受的患者来说，酸奶中的乳糖已被降解，不易造成腹泻，所以更推荐这些患者喝酸奶。另外，酸奶中含有的有益菌有助于肠道的消化和吸收，维持良好的肠道微环境，增强机体免疫力。

315. 蔬菜生吃好还是熟吃好？

蔬菜生吃和熟吃各有各的好处。如果想更多地保留蔬菜中的水溶性维生素，最好选择生吃。另外，可以根据不同蔬菜富含的营养物质来决定生吃或熟吃。萝卜缨、青椒、洋葱、紫甘蓝等一些蔬菜中所含的维生素C及生物活性物质，很容易在烹调中受到破坏，生吃可以减少营养的流失，从而最大限度地获得好处。

而胡萝卜、彩椒、西红柿、甜菜头、油菜等颜色呈红绿或橙黄的蔬菜中含有丰富的类胡萝卜素、胡萝卜素、叶黄素、番茄红素营养物质，这类蔬菜最好熟吃，以保证机体能够充分地吸收上述营养素，减少慢性病的发病风险。

316. 水果和蔬菜能否互相替代？

不能，蔬菜特别是深色蔬菜所含的维生素、矿物质、膳食纤维等均高于水果，水果的碳水化合物、有机酸和芳香物质比蔬菜多。我国古代的养生理论提出"五菜为充，五果为助"，可见祖辈们早就知道蔬菜和水果各自的营养价值，它们不能互相替代。

317. 饮食受限导致蔬菜水果摄入不足，应该如何补充？

蔬菜富含维生素、矿物质、膳食纤维及抗氧化物质，可谓是"抗癌尖兵"。每天保证一定量的蔬果摄入，对患者来说是大有益处的。如果肿瘤患者在治疗过程中，因为咀嚼困难、饮食受限等导致蔬菜水果摄入量不足，可以将蔬果打成果蔬汁后补充摄入。如果确实因进食困难而导致蔬菜、水果摄入不足，可以暂时用复合维生素矿物质片剂以及膳食纤维来补充摄入的不足。

自制蔬果汁的方法如下。

准备食材：胡萝卜50～75g、芹菜50g、其他蔬菜（最好绿叶菜）50g、中等大小苹果1/2（可不加）、油（橄榄油、亚麻籽油、花生油）或坚果10g，任选其一。

制作方法：锅中放水烧开后，先煮胡萝卜至八成熟，之后放入其他蔬菜、油或坚果。再次开锅后关火，待温度降至温热后把蔬菜放到捣碎机里，加入之前煮蔬菜的水200ml制成250～300ml蔬果汁。

318. 酸菜能吃吗？

当年腌好的酸菜可以调剂口味吃，注意量和频次。

泡菜经过发酵后含有乳酸菌，对身体有益，可以吃。总之食物要多样化，以新鲜的蔬菜为好。

319. 化疗期间能吃辣椒来增加食欲吗?

辣椒作为蔬菜和香辛料,在我国具有悠久的食用历史。研究表明,辣椒具有增加食欲、振奋精神、促进血液循环、强胃健脾等功效,辣椒中含有的辣椒素还具有镇痛作用。不过,治疗当中的患者不宜食用辣椒,只会对病情"火上浇油"。如果想吃一些刺激性的食物来增加食欲,可以选择少量的新鲜辣椒,在烹调中加入一些偏凉或偏寒的食物,如苦瓜或黄瓜等,可以中和辣椒的热性。另外,还可以在烹调中增加酸甜口的调味料来调节口味,促进食欲。

320. 乳腺癌患者放化疗期间能吃生蒜吗?

大蒜属辛辣食品,不适合正在进行头颈部放疗的患者。大蒜会加重对患处的刺激,有眼病、口腔溃疡、胃溃疡的患者也不宜食用。

不过,因为大蒜本身具有杀菌和抗肿瘤作用,因此,如果不属于以上的体质或疾病,仅作为口味上的调剂,可以适当食用一些。对于烹调后的熟大蒜在治疗期间是可以吃的。

321. 可以吃零食(巧克力、雪糕、薯片等)吗?

零食可以吃,只需把握好频率和摄入量,对于接受化疗、放疗出现食欲减退、咽喉疼痛、饮食摄入不足、体重下降、免疫力降低的患者来说,进食适量的甜食,不但可以改善营养状况,也有利于患者舒缓抑郁、焦虑、烦躁等负面情绪。建议选择更健康的零食,如黑巧克力，它所含的抗氧化成分明显优于其他种类的巧克力。

322. 康复期可以饮酒吗？

不建议饮酒，可导致单纯热量摄入增加，造成肥胖、酒精性肝硬化、营养不良等风险，并影响糖类的代谢，尤其对糖尿病患者可导致低血糖的危险。另外还会影响维生素的吸收和消耗增加。

饮酒与口腔癌、咽喉癌、食管癌、乳腺癌、直肠癌等有关，饮酒对乳腺癌的发病风险的证据是充分的。

323. 睡眠不好应该如何调理？

失眠是由各种原因引起的，饮食方面调理可能会助力睡眠，但也因人而异。尝试以下食物，如香蕉、温牛奶、全麦面包、燕麦片、蜂蜜、小米粥、亚麻籽、杏仁、土豆、菊花茶等。例如，可以在睡前饮用一杯温热牛奶外加一小块面包或半根香蕉。另外，建议患者多接触大自然，适当进行身体活动，保证每天能晒太阳（晒后背）。如果长期失眠者且通过饮食调理效果欠佳，应及时咨询医生，必要时借助药物改善症状。

324. 冬虫夏草、灵芝孢子粉能吃吗？

冬虫夏草和灵芝孢子粉属于中医药保健品，在我国有着悠久的使用历史，广泛应用于多种疾病的治疗。冬虫夏草具有补肾益肺的功效，可以提高机体免疫力、改善睡眠、缓解疲劳、促进新陈代谢等。

此外，冬虫夏草还具有抗炎、抗氧化的作用；灵芝孢子粉具有补益肺虚、益气安神、补心养血的功效，含有多种抗氧化物质，可以帮助患者提高免疫力，抑制肿瘤细胞生长。

需要注意的是，虽然目前认为采用祛邪扶正、扶正固本的中医药与放化疗相配合，能起到一定程度的增效作用，减轻不良反应。但从根本上说，不同的中药有着不同的副作用，如果患者肝肾功能负担过重，反倒会引起不良反应，如头晕、恶心、腹泻等。因此，患者应在正规医院医生的指导下酌情补充这类中药。

325. 牛奶会促进肿瘤生长吗？

不会。没有科学证据显示牛奶会促进肿瘤的生长，相反，牛奶营养丰富，含有多种增强人体抗病能力的免疫球蛋白（抗体），具有防癌作用。此外，牛奶中所含的维生素A、维生素B_2、钙等对胃癌和结肠癌有一定的预防作用；进行乳腺癌内分泌治疗的患者，应该注重补充钙和维生素D_3，牛奶是人体最佳的钙质来源，应保证每天摄入250ml的牛奶或酸奶。

326. 牛羊鸡肉和鸡蛋是发物吗？

"发物"只是民间的说法，并没有得到现代科学的认可。关于"发物"并没有确切的定义。有些"发物"与过敏性疾病有关，有的则是与疮疡肿毒有关。肿瘤既非过敏性疾病，也非传统意义上的疮疡肿毒，与"发物"这个概念没有关联。民间所谓的"发物"多富含高蛋白和维生素，对肿瘤患者来说有利而无一弊。富含蛋白质和维生素的食物不仅能满足机体的营养所需，还能提高机体的免疫力和抗病能力。选择新鲜的、符合卫生安全标准的食材适量食用，对患者来说就是有益的。

"发物""只能吃碱性食物"等说法都缺乏科学依据，不能偏听偏信，要因病施膳。

327. 营养支持（加强营养）会促进肿瘤生长吗？

有人认为"肿瘤患者增加营养会让肿瘤细胞生长加快，增加复发、转移的概率"，应该少吃来"饿死肿瘤"。事实是，没有科学证据表明营养支持会促进肿瘤生长，营养支持也不是治疗肿瘤本身，而是改善患者的营养状况，提高患者的免疫力，从而加强抗肿瘤的能力。合理的营养支持不仅不会促进肿瘤组织的生长，反而可以抑制恶性肿瘤，使患者有效配合和承受各种治疗措施，保证治疗效果，有助于延长患者的生存期。

328. 乳腺癌患者需要忌口吗？

忌口应根据病情、病性和不同患者的个体化特点（体质）来决定。食物本身没有好坏之分，就看饮食搭配是否合理。过分忌口会影响机体所需营养的摄入，营养跟不上或饮食不平衡，都会导致气血生发不够，致使身体更加衰弱。疾病和各种治疗的副作用本就会降低身体的免疫力，太过忌口不但不能帮助恢复，更会适得其反。建议患者"什么都吃，但又不多吃"。保证食物多样化和合理搭配会使营养全面又均衡，在满足机体需求的同时，也能提高肿瘤患者的体能及生活质量。

329. 汤的营养价值高吗？

一般人的观念都会觉得汤比肉更有营养，据测试，汤里所含的营养只占原料的5% ～ 10%，含有少量的非蛋白氮、嘌呤、游离氨基酸、少量的钾、钠、钙、镁等离子，营养密度低。而主要的维生素、无机盐以及大部分的营养（尤其是蛋白质）仍留在了原料（肉）里。肿瘤患者所需要的是肉中的蛋白质，并且大部分患者的食量都有减少的情况发生，所以营养医生建议要想多补充营养，应鼓励患者先吃肉再喝汤或汤和肉一起吃。如果消化能力很差，或因病情限制不能吃含渣食物（肉），那就只好喝汤了。

330. 酸性体质、碱性体质与肿瘤有关系吗？

食物化学研究将食物分为酸性和碱性，但这不代表它们会在体内形成酸性或碱性物质。食物在人体内经消化、吸收、代谢后形成的"酸碱性"非常复杂，机体经酸碱平衡调节后会维持正常的酸碱度，正常情况下不会出现所谓的"酸性体质"或"碱性体质"。流行病学研究证明，常吃蔬菜、水果及粗粮等对人体很有利。但要注意的是，肿瘤治疗期间应注意饮食均衡，不能片面地追求水果和蔬菜的摄入量，更要保证足够的蛋白质摄入。

331. 什么是平衡膳食？

我们把能提供人体每天所需的主要营养元素和微量营养元素、比例适当、能够维持正常生理功能，促进生长发育和健康的膳食称为"平衡膳食"。

平衡膳食指将谷物、豆类、肉、蛋、奶、蔬菜、水果、油脂等食物合理搭配，达到营养全面的膳食。通过平衡膳食，人体可以获得维持健康所需的各种营养成分。我国早在西汉时期就对合理膳食有过精辟的论述，提出"五谷为养，五畜为益，五菜为充，五果为助"，这一论述符合现代平衡膳食的基本原则。中国营养学会于2023年制定并公布了最新版的中国居民膳食指南，以宝塔的形式展示了每天应摄入的食物种类和分量，即"中国居民平衡膳食宝塔"。该指南是指导中国人科学、合理饮食的"教科书"。建议康复期的患者在日常生活中按照膳食宝塔的指导，合理搭配饮食，做到营养均衡，为机体带来健康的保障。

附：乳腺癌患者推荐食谱

以下食谱仅供参考，根据自身习惯可微调。以下所指的食材重量是生重。

一、手术前食谱

早餐：

- 豆包50g
- 鸡蛋1个
- 豆浆250ml
- 拌芹菜腐竹（芹菜50g，腐竹15g，油盐少许，两种食材焯一下，调味即可）

午餐：

- 糙米饭50 ~ 100g
- 红烧鸭块魔芋（鸭块150g，魔芋20g）
- 炒圆白菜西红柿（圆白菜150g，西红柿50g）

下午加餐：

- 葡萄200g（大约十几个）

晚餐：

- 蒲公英粥1碗（大米50g，蒲公英少许）
- 两面发糕50g（紫米粉10g，面粉40g）
- 清蒸鱼（鱼150g）
- 蒜蓉油麦菜胡萝卜（油麦菜250g，胡萝卜少许）

全日烹调油25 ～ 30g、盐5g。

二、手术后食谱

一 术后半流食 一

早餐:

- 馄饨1碗(中等大小,面粉50g,肉50g,菜75g)

上午加餐:

- 蒸嫩蛋羹1个

午餐:

- 鸡蓉碎菜粥(鸡肉25g,碎菜25g,大米50g)
- 肉末茄丝(肉50g,茄子200g)

晚餐:

- 小疙瘩汤碎菜甩鸡蛋(面粉50g,碎菜25g,鸡蛋50g)
- 素烩冬瓜条(冬瓜150g)

全日烹调油20 ～ 25g、盐5g。

注意事项:术后患者开始饮食可选用半流食或软饭,忌油腻、油炸食品。如果患者胆固醇高,上午加餐的鸡蛋羹换成低脂酸奶。

一 术后软食 一

早餐:

- 两面糕50 ～ 100g
- 蒸蛋1个
- 牛奶250ml

- 热拌菜（菠菜75g，油盐少许）

午餐:

- 花卷50 ~ 100g

- 山药排骨汤（山药100g，排骨100g）

- 蒜蓉西蓝花（西蓝花200g）

晚餐:

- 蒸软米饭50 ~ 100g

- 萝卜老鸭汤（白萝卜100g，老鸭腿120g）

- 香菇菜心（干香菇5g，菜心150g）

全日烹调油25 ~ 30g、盐5g。

注意事项：汤类食物要喝汤吃肉。

— **术后普食** —

早餐:

- 荞麦面馒头50g（荞麦10g，面粉40g）

- 煮蛋1个

- 豆浆250ml

- 拌小菜（芹菜75g，油盐少许。芹菜焯一下过温水，调味即可）

上午加餐:

- 火龙果1/4个或苹果1个（中等大小）

午餐:

- 花卷50 ~ 100g

- 酱鸡翅配菜（鸡翅100g，白菜80g）

- 蒜蓉西蓝花（西蓝花150g）

晚餐：

- 软米饭50 ~ 100g

- 干贝豆腐菜心汤（干贝15g，豆腐50g，菜心100g）

- 素炒四宝（玉米粒10g，豌豆5g，胡萝卜20g，干香菇5g）

全日烹调油25 ~ 30g、盐5g

注意事项：汤类菜要喝汤吃肉。

三、乳腺癌伴高尿酸血症的营养食谱

早餐：

- 低脂牛奶250ml

- 小米百合粥1碗（中等大小，小米50g，干百合10g）

- 拌黄瓜海蜇丝（黄瓜75g，海蜇15g，两种食材调味即可）

午餐：

- 米饭50 ~ 100g

- 清炒鸡丁莴笋胡萝卜丁（鸡肉50g，莴笋100g，胡萝卜10g）

- 炒菠菜木耳（菠菜100g，干木耳1g）

加餐：

- 苹果1个（中等大）

晚餐：

- 花卷50 ~ 100g

- 西红柿炒蛋（1个蛋黄，2个蛋清，西红柿80g）

- 冬瓜香菜（冬瓜200g，香菜少许）

全日烹调油25 ~ 30g、盐5g。

注意事项：①高尿酸患者急性发作期，最好完全从蛋类、奶类及奶制品摄取优质蛋白。②非发作期也不要选动物内脏及浓汤类食物，海鲜类选海参、海蜇、鳗鱼、草鱼、鲤鱼、虾等。畜禽肉适量摄入，并在烹调前先用凉水下锅焯一下再烹调，以减少嘌呤的摄入。③低脂饮食，以防止油脂摄取太多而阻断尿酸的排出。注意多饮水。

四、乳腺癌伴糖尿病食谱

早餐：

- 金银卷50g（玉米面10g，面粉40g。可用五谷杂粮、杂豆、薯类、芋头作为部分主食（根据自己的具体情况选择），25g粮食可以交换75 ～ 100g山药、芋头，南瓜250g）

- 豆浆250ml

- 鸡蛋1个

- 拌芹菜海带银芽（芹菜30g，海带10g，豆芽20g，3种食材焯一下，调味即可）

午餐：

- 荞麦米饭50 ～ 100g（荞麦30g，大米70g）

- 虾仁豆腐（虾仁75g，豆腐80g）

- 蒜蓉油麦菜（油麦菜250g）

下午加餐：

- 苹果1个或猕猴桃1个（中等大小）

晚餐：

- 紫米发糕50g

- 熘鸡片山药木耳（鸡肉50g，山药30g，干木耳2g）

- 素炒菜花西红柿（菜花150g，西红柿50g）

全日烹调油25～30g、盐5g。

温馨提示：每日要吃够500g蔬菜、200g水果（如果血糖控制不佳，可用西红柿或黄瓜替代水果）。

　　以上糖尿病饮食仅作为参考，如果血糖控制不好，请至医院临床营养科咨询营养师，经过详细评估后，他们会给出进行个体化的饮食指导。

五、乳腺癌低脂低盐食谱

早餐：

- 玉米面发糕25g（玉米面10g，面粉15g）
- 荞麦燕麦粥1碗（中等大小，荞麦10g，燕麦15g）
- 煮鸡蛋1个
- 拌芹菜黄豆（芹菜50g，黄豆5g，两种食材焯一下，调味即可）

午餐：

- 红豆饭75g（红豆15g，米60g）
- 白灼虾配菜（虾150g，生菜50g，虾用水焯熟，生菜浇汁）
- 蒜茸茼蒿（茼蒿200g）

下午加餐：

- 葡萄或桃（葡萄十几粒或桃1个）

晚餐：

- 紫米面馒头50g（紫米10g，面粉40g）
- 烩鸡片香干莴笋（鸡肉50～75g，香干10g，莴笋50g）

- 炒油菜香菇（油菜200g，干香菇2g）

全日烹调油25～30g、盐5g。

六、乳腺癌便秘的营养食谱

早餐：

- 麦片豆浆粥（燕麦片50g，豆浆200g）
- 红薯1块
- 拌桃仁菠菜（菠菜75g，核桃仁10g，菠菜焯一下，与桃仁调味拌即可）

加餐：

- 益生菌酸奶200g

午餐：

- 荞麦馒头100g（荞麦30g，面粉70g）
- 三鲜鸡腿菇（鸡蛋30g，肉50～75g，鸡腿菇50g）
- 清炒茼蒿木耳（茼蒿200g，干木耳2g）
- 西红柿蛋汤（西红柿50g，鸡蛋30g）

下午加餐：

- 香蕉（熟一些的）

晚餐：

- 杂豆饭50～100g（杂豆25g、米25～50g）
- 汆小丸子萝卜香菜（肉50g，萝卜100g，香菜少许）
- 西蓝花炒胡萝卜（西蓝花150g，胡萝卜少许）
- 芋头鸭汤（芋头50g）

全日烹调油25～30g、盐5g

温馨提示：以上食谱中的食物可根据自己的情况灵活选择，粗杂粮多了可换一样细粮，提供的食物仅供患者参考。

七、乳腺癌腹泻的营养食谱

早餐：

- 大米芡实粥1碗（中等大小，大米50g，芡实5g）
- 煮鸡蛋1个

上午加餐：

- 益生菌酸奶200ml

午餐：

- 肉丝番茄汁龙须面1碗（中等大小，肉25g，龙须面50g）
- 清蒸黄鱼（鱼150g）

下午加餐：

- 蔬果汁250ml

晚餐：

- 山药大枣粥（煮熟后大枣去皮，山药15g，大米50g）
- 汆小丸子冬瓜香菜（瘦肉30g，冬瓜50g，香菜少许）

全日烹调油25 ~ 30g、盐5g

八、乳腺癌放疗的营养食谱

早餐：

- 小米绿豆山药大枣粥1碗（中等大小，小米40g，绿豆5g，山药10g，大枣3枚）

- 蒸蛋羹1个
- 豆浆250ml

上午加餐：

- 雪梨银耳冰糖羹（用搅拌机捣成泥状）

午餐：

- 红豆软饭100g（红豆15g，大米85g）
- 黄芪荸荠乳鸽煲（荸荠10g，乳鸽120g，黄芪少许）
- 香芹百合（香芹200g，鲜百合10g）

下午加餐：

- 益生菌酸奶200ml

晚餐：

- 两面馒头50～100g
- 肉丝炒保龄菇（肉50～75g，保龄菇150g）
- 海带黄瓜（海藻100g，油盐少许）

全日烹调油25～30g、盐5g

注意事项：汤类菜要喝汤吃肉。

九、乳腺癌化疗的营养食谱

早餐：

- 薏仁米大枣阿胶粥（阿胶有5g即可，薏米25g，大枣3枚，大米25g）
- 茶鸡蛋1个
- 豆浆1杯（250ml）

上午加餐：

- 果蔬汁250ml

午餐：

- 小米海参粥1碗（中等大小，小米30g，海参1根）
- 杏仁糕50g（面粉25 ~ 50g，杏仁少许）
- 枸杞子乌鸡汤（乌鸡120g，枸杞子少许）
- 清炒小白菜胡萝卜（小白菜250g，胡萝卜少许）

晚餐：

- 小豆包50 ~ 100g
- 红烧海鱼（鱼150g）
- 清炒芦笋（芦笋150g）

晚加餐：

- 坚果10 ~ 15g或牛奶250ml + 饼干2块（或其他小点心）

全日烹调油25 ~ 30g、盐5g

注意事项：化疗食谱中有汤类菜，最好先吃肉最后少喝汤，以免造成饱胀感影响进食量或恶心症状加重。

四、复查与预后篇

332. 乳腺癌手术后多长时间复查一次？

一般来说，乳腺癌术后患者在完成术后辅助放化疗后的前2年，每3～6个月应来诊复查1次；术后2年以上的患者，至少每半年应来诊复查；术后5年以上的患者，复发风险相对较低，每1年来诊复查即可。

333. 每次复查项目包括什么？

常规的复查项目有查体、X线胸片、B超以及血液学常规、生化、肿瘤标志物等。围绝经期患者，还应检测血激素水平（E_2、FSH、LH）。

334. 什么是肿瘤标志物？

肿瘤标志物指在恶性肿瘤的发生和增殖过程中，由肿瘤细胞产生的或是由机体对肿瘤细胞反应而异常产生和/或升高，反映肿瘤存在和生长的一类物质，包括蛋白质、激素、酶（同工酶）、多胺及癌基因产物等，存在于患者的血液、体液、细胞或组织，可用生物化学、免疫学及分子生物学等方法进行测定，对肿瘤的辅助诊断、鉴别诊断、疗效观察、复发监测以及预后评估具有一定的临床诊疗价值。

335. 怀疑某种肿瘤时，为什么医生常要求查几种肿瘤标志物？

怀疑某种肿瘤时，医生常要求查几种肿瘤标志物。原因是每种肿瘤标志物的敏感性和特异性都不同。同一肿瘤或不同类型肿瘤可有一种或几种血清肿瘤标志物浓度异常，同一血清肿瘤标志物可在不同肿瘤中出现。经科学分析、严格筛选后的敏感性较高、特异性互补的多种肿瘤标志物联合检测，可以提高恶性肿瘤的阳性检出率，并有助于为患者确定何种标志物作为治疗后的随访监测指标，帮助临床医生实现对肿瘤患者的全程管理。

336. 目前去医院抽血化验能查几种肿瘤标志物？

截至目前人类发现的与肿瘤相关的标志物有上百种，但能够常规应用到临床实验室检测的项目只有几十种，与乳腺癌相关的肿瘤标志物就更少了，临床常规检测与乳腺癌相关的肿瘤标志物见表2。

表2　乳腺癌相关肿瘤标志物

编号	肿瘤标志物名称	英文对照	参考范围
1	糖类抗原125	CA125	0～35U/ml
2	糖类抗原15-3	CA15-3	0～24U/ml
3	癌胚抗原	CEA	0～5ng/ml
4	组织多肽特异性抗原	TPS	0～110U/ml

337. CA15-3是什么？

CA15-3是一种糖蛋白类抗原，是肿瘤标志物大家族中的一员，主要与乳腺癌相关，其他肿瘤如结直肠癌、肝癌、胃癌等也可能会有不同程度的升高。CA15-3是目前乳腺癌最有价值的肿瘤标志物，在临床应用广泛，主要用于乳腺癌的辅助诊断、疗效监测以及复发预警。需要特别指出的是，CA15-3的敏感性和特异性均不高；特别是在早期乳腺癌患者中的阳性率较低；也就是说，绝大部分乳腺癌患者的血清CA15-3水平都处于正常范围内。如果血清CA15-3增高，并不一定代表就患有乳腺癌或其他恶性肿瘤。因此，美国临床肿瘤学会、欧洲临床肿瘤学会以及中华医学会检验医学分会等均不推荐将CA15-3用于乳腺癌及其他肿瘤的筛查。临床上通常将血清CA15-3与影像学检查及临床体格检查一起，用于乳腺癌患者治疗反应监测，CA15-3浓度的持续升高提示疾病进展。

338. TPS是什么？只有TPS异常是怎么回事？

TPS全称组织多肽特异性抗原，是一种广谱的肿瘤相关抗原，在多种恶性肿瘤如乳腺癌、结直肠癌、肝癌、肺癌等均可见升高。TPS的敏感性较高但特异性较差，也就是说在正常健康个体也具有较高的假阳性率，再加上每家医院采用的检验方法、临界值等可能不同，会出现同一个患者检验的多种肿瘤标志物只有TPS异常的现象。出现这种现象，不要惊慌，应先与以往的TPS检验结果进行横向比较，再结合其他检查结果，如影像学检查，并在专业医生的指导下进行分析。

339. 不同医院的肿瘤标志物检验结果有可比性吗？

不同医院的肿瘤标志物检验结果不一定具有可比性，需要根据情况区别对待。为了保证检验结果的可比性，满足肿瘤患者病情监测的需要，有几个建议：①最好选择在同一家医院连续进行肿瘤标志物的检测。②如果不能在同一家医院，尽可能选择相同的检测方法或采用同一厂家的检测系统进行检测。③选择较高等级的医院，这些医院一般都能按照规定参加国家卫生健康委临床检验中心和省/市临床检验中心组织的室间质量评价，并在实验室内部开展室内质量控制，能够保证检验结果的准确性。

四、复查与预后篇

340. 接受放化疗的肿瘤患者为什么要频繁进行血常规检查？

放化疗对患者骨髓造血功能有影响，因此接受放化疗的肿瘤患者在放化疗之前一定要进行血常规检查，以确定是否能够进行放化疗。一般血常规检查白细胞计数需 $> 3.0 \times 10^9/L$、血小板计数需 $> 80 \times 10^9/L$ 的患者才能进行放化疗。若白细胞、血小板计数太低，则不能进行放化疗，如果在白细胞、血小板较低时进行放化疗，药物会进一步抑制骨髓的造血功能，进而使白细胞、血小板进一步减少，这样很容易使患者免疫力下降，易发感染，或血小板计数太低造成出血等危险情况。在放化疗期间以及结束后也要定期复查血常规，以监测患者骨髓造血状态。有的患者在放化疗结束时查血常规可能是正常的或稍低，不需要药物进一步治疗，但是一般的化疗药物或放疗的射线还会有后期效应，这些效应并不能完全在治疗期间显现，在治疗结束后还会继续影响骨髓的造血功能，使得白细胞、血小板进一步减少，所以还是需要定期复查血常规，以便及时发现问题，及时给予相应的治疗，防止紧急情况的发生。

341. 什么是中段尿？留取合格的尿常规分析标本有哪些注意事项？

留取尿液常规分析时一般要求患者取中段尿标本进行送检。中段尿顾名思义就是排尿过程中中间排出的尿，即不留先排出的尿，也不留最后排出的尿，只收集留下中间段的尿液。这种标本有什么好处呢？它可以避免男性精液和女性外阴部的一些分泌物混入尿液标本对检查结果造成影响，从而出现一些检查项目的假性升高。尿常规分析标本虽然易得，但留取合格的标本对于得到正确的化验结果至关重要。尤其是尿标本一般由患者自己留取送检，更应该遵从医嘱留取标本。留取合格的尿常规分析标本注意事项如下。

（1）留取尿常规分析标本前到医院指定地点领取清洁的一次性标本容器。

（2）女性患者应避开月经期，在外阴清洁的情况下留取中段晨尿送检。

（3）男性患者应避免精液、前列腺液等对标本的污染。

（4）留取标本后要立即送检。如送检不及时就会导致尿液中细菌繁殖、酸碱度改变，细胞等有形成分破裂，造成检测结果不准确。

342. 如何留取合格的粪便常规检查标本？

粪便标本也是由患者自己留取送检，同样留取合格的标本对于得到正确的化验结果至关重要。所以患者更应该遵从医嘱留取标本。留取合格粪便常规标本的注意事项如下。

（1）留取粪便常规检查标本前到医院指定地点领取清洁的一次性防渗漏标本容器。

（2）应留取异常成分的粪便，如含有黏液、脓血等病变成分的标本送检；外观如无异常，需从表面、深处及粪便多处取材送检。送检标本大小以蚕豆大一块为宜。

（3）灌肠标本或服油类泻剂的粪便标本不宜送检。

（4）应避免混有尿液、消毒剂及污水等杂物。

（5）留取后应立即送检。放置时间过久，可能会导致细胞破裂、阿米巴等一些寄生虫的死亡，难以检出异常成分，从而影响检测结果的准确性。

343. 哪些化验检查需要空腹？

患者到医院做血液化验前，负责采集静脉血的护士都要询问"吃饭了吗？是空腹吗？"部分医院在抽血室和检验申请单上也有提示："患者抽血前应空腹"。一般来说，临床生物化学检测项目中，肝功能系列、肾功能系列、血脂系列、血糖、离子及血液凝集等系列项目的检测，需要空腹抽血检测。

344. 为何要空腹抽血？

（1）人在空腹时，机体处在相对低的生理基础代谢[1]状态，这个时间段抽血检验其测试结果能够准确反映机体真实情况，并且可排除饮食、药物等因素对检测的影响。

（2）多数人在早间运动较少，而经过进食、劳动、运动、工作等诸多相对运动量较多的因素影响，可使一些化验指标发生波动，不利于测定结果的相对稳定和准确。人体生物周期的变化，某些项目指标因采血时间不同，变化较大，如皮质醇分泌高峰在早晨，下午至晚间则逐渐下降。血液基础检验中血常规的项目就是一天当中随着进食、活动等基础代谢的变化而波动，因此在同一时间测定的结果具有可比性，如果需要定期监测某个项目比较结果，建议在相同的时间段进行检测的结果可比。另外，与以往所做结果进行比较时还要结合病情综合分析。

（3）若早晨验血前进食，尤其是进食牛奶、豆浆、油炸食品、鸡蛋、糕点等食物后，食物消化后产生的大量乳糜微粒便会很快地吸收进入血液，此时的血液也会"浑浊"，医学上称为"脂肪血"。由于不少血生化检查是通过标本颜色的变化作出判断的，若血液因乳糜微粒而显得浑浊，那么检验人员和检测仪器就很难观察分辨清楚。特别是在使用仪器做血脂测定时，"脂肪血"将影响测定的准确性。食用高糖食物2小时内可使血糖迅速升高，不能反映真实的血糖结果。在前一天晚间进食后到第二天清晨，空腹时间达10小时以上，身体内各种化学物质已达到相对稳定和平衡，此时抽血可得到相对稳定和准确的

1　基础代谢：人在安静状态下的代谢状态。

结果。因此，建议做生化相关项目检验时采用空腹抽血，但在特殊情况需要时也可以在清淡饮食后6小时采血化验，不过，做血脂检验必须在餐后10～12小时方可采血。为了使某些验血项目检测的更精确，希望患者一定要遵循医嘱。

345. 什么是淋巴细胞？流式细胞仪淋巴细胞亚群检测包含哪些项目？

免疫系统是机体的防御系统，它不仅能抵御外来细菌、真菌、病毒和其他有害物质的侵袭，还能清除体内衰老、恶变或死亡的细胞，保护机体的健康。淋巴细胞是构成机体免疫系统的基本组分，是实现免疫应答功能的核心。淋巴细胞按照功能和细胞表面标志的不同，可分为T细胞（$CD3^+$）、B细胞（$CD19^+$）、NK细胞（$CD3^-$ $CD16^+CD56^+$）等多种类型，T细胞和B细胞还可进一步分为若干亚群。机体淋巴细胞是一个极为复杂而不均一的细胞群体，流式细胞仪通过检测淋巴细胞表面的特异性标志，实现淋巴细胞亚群的表型分析，了解不同类型淋巴细胞的数量和功能状态，从而有效反映机体的免疫防御能力。目前开展的淋巴细胞亚群检测包含的项目见表3。

表3　淋巴细胞亚群项目名称

项目名称	表面标志
B细胞	$CD19^+$
T细胞	$CD3^+$
辅助T细胞	$CD3^+$、$CD4^+$

项目名称	表面标志
记忆性辅助 T 细胞	CD4$^+$、CD45RO$^+$
细胞毒 T 性细胞	CD3$^+$、CD8$^+$
杀伤性细胞毒 T 性细胞	CD3$^+$、CD8$^+$、CD28$^+$
抑制性细胞毒 T 性细胞	CD3$^+$、CD8$^+$、CD28$^-$
自然杀伤细胞（NK 细胞）	CD3$^-$、CD16$^+$、CD56$^+$
T 细胞共刺激分子	CD28$^+$
MHC Ⅱ类分子 HLA-DR	HLA-DR$^+$
活化 T 细胞	CD3$^+$、HLA-DR$^+$
静息 T 细胞	CD3$^+$、HLA-DR$^-$
CD4$^+$/CD8$^+$	CD4$^+$/CD8$^+$

四、复查与预后篇

五、心理调节篇

346. 怎样正确面对得了恶性肿瘤的事实?

在我国，肿瘤发病率越来越高，已逐渐超过心脑血管疾病的发病率，所以，得了肿瘤并不奇怪。与此同时，随着科学技术的不断发展和肿瘤知识的不断普及，肿瘤的控制率得到很大的提高。虽然肿瘤对人体危害极大，但只要及时进行科学合理的治疗，很多患者都可以达到长期生存或治愈的目的。尽管有些肿瘤的控制率仍很低，但相当多的肿瘤治疗效果都有了很大提高，这是医学发展对人类的巨大贡献。一旦确诊恶性肿瘤，患者和家属一定要镇静，千万不要惊慌失措，全家人安静地坐下来商讨一下，共同寻找正确的解决方案，如选择就医的医院、家属如何协助、手头事情的安排、治疗时间的保障、付费方式的选择等。紧张、焦虑、绝望、胡思乱想、盲目乱投医只会耽误、合理有效的治疗时机，加重患者的病情。罹患恶性肿瘤后，首次就医最好选择市级肿瘤专科医院和三级综合医院的肿瘤科，在短时间内获得科学、合理的治疗方案及预期疗效。

347. 是否应该告诉恶性肿瘤患者病情? 知道病情后患者情绪通常如何变化?

大多数患者得知病情后一般会经历否认期-绝望期-接受期等情绪变化的过程。当得知病情后首先进入否认期，表现为震惊、麻木、否认，对危机表现为一定的情感距离，而不是深陷痛苦之中。但数天之后进入绝望期，表现为明显的痛苦、焦虑、抑郁甚至愤怒。但随着时间的推移患者会逐渐进入接受期，表现出对疾病的适应性，特别是随着治疗的开始，在其他人的帮助下，很快能与医护人员很好配合治疗，焦虑、抑郁程度明显减轻。不知道自己病情的患者在忍受疾病的打击和接受治疗感到痛苦时，如果得不到周围环境正确的引导和帮助，随着病情的进展，很难走出绝望期，会表现出明显的消极应对行为，焦虑、抑郁程度不断加重，对未来充满迷惑与绝望，甚至可能采取一些悲观绝望的应对行为。

所以，尽管患者知情后会有一些负面心理活动，但在正确引导下会很快度过这段心理活动期，转而积极应对疾病。通过告诉患者癌症是可以治疗的，帮助其正确认识疾病，了解当前的医疗水平和发展趋势，积极开导患者，提供患者之间交流机会等，这些都会消除患者的不确定感，从而促进适应性反应，可使其焦虑、抑郁的程度明显减轻。而对患者隐瞒病情的消极结果会随着时间而逐渐加重，不利于患者的治疗。

348. 得了恶性肿瘤该去哪治疗？

如果确诊为恶性肿瘤，应该尽早去治疗肿瘤经验多的医院就诊，听取专家的建议，而不是道听途说，轻信小广告和偏方。不同类型、处于不同阶段的肿瘤，都有不同的规范化治疗方法。如果早期治疗，可以达到很好的疗效，可以治愈。对于晚期的患者，也同样应该接受规范化正规治疗，不仅可以延长生存，还可以达到提高生活质量的目的。盲目的听取广告或是小道消息有可能延误病情，并对之后的治疗带来障碍。比如说，有些治疗肿瘤的偏方里含有少量的化疗药物，服用后对肿瘤细胞作用较弱，但可以诱导细胞出现抗药性，对之后的化疗产生不利的影响；而且可能出现化疗的并发症，如骨髓抑制、白细胞减少等，可能延误手术、放疗和化疗的按时进行。

349. 如何保持积极、乐观的心态？

即使内心很坚强的人，在面对突如其来的疾病时，都不可避免地会出现心理波动，无论是在确诊疾病时的怀疑与恐惧，还是在治疗和康复中的困惑与无助，这些都是正常的心理过程。但不良情绪的郁结不散，会严重影响身体的康复。因此，需要有意识地进行自我心理调节，来改善内心的痛苦。适当地进行自我宣泄，患者可以向家人、朋友、医护人员诉说，大家都会理解，共同帮助分担。而不应该将不良情绪埋在心底，个人忍受。患者要坚定战胜疾病的信念，并且不断暗示自己与其他人一样是"健康人"，进行自我鼓励；通过深呼吸、冥想、听舒缓音乐等方式来放松自我的心情，感受宁静与平和；在身体允许的情况下，选择自己喜欢的文体娱乐，如太极、瑜伽、跳舞、读书、旅游等，适度的锻炼是缓解心情的好方法，往往会收到意想不到的效果。以"过好每一天"的态度来应对疾病，努力让自己活在当下，既不后悔昨日，也不预测明天，坚强、愉悦地过好每一天。积极、乐观、向上的心态，将是战胜病魔最有力的武器。肿瘤恶性程度很高的患者最后治愈的例子不计其数。

350. 患者如何能尽快回归家庭、回归社会？

在经过一段时间的治疗后，疾病或是治愈、或进入一个稳定的状态，患者就会面临下一个问题，即如何将"患者"这个角色顺利转变回"爱人""父/母""子/女""同事"等角色。患者可能会闷在家里怕见人，也怕跟人聊有关疾病的话题，别人太关心会觉得是可怜，不关心又会认为是冷漠。而这种固守自封的状态会让患者越发孤独，甚至还会增加恐惧感，这对康复非常不利。患者应该试着去敞开心扉，首先从与伴侣、亲人、朋友倾诉开始，对亲朋好友说出心中的希望与恐惧，这种沟通能够获得他人的理解与支持，回归到家庭爱的怀抱中。接下来，患者应该主动走进社会，参加一些团体活动，如病友俱乐部、兴趣爱好俱乐部等，抗癌明星的榜样作用、与病友间的沟通与交流、丰富的文体活动等，这些社会支持都会减少孤独与恐惧感。再加上善于进行自我心理调节，患者就可以逐步回归到正常的生活中去，并且拥有积极、向上、乐观的生活态度。

351. 如何能以平常心面对复查？

有的患者出院后，不愿到医院接受复查，大有"我与癌症一刀两断"的感觉，而这其实是一种逃避心理，害怕疾病的复发与转移，不愿、不想、也不敢去面对，只是一味地躲避。但不到医院复查，一旦身体出现问题就会错过最佳的治疗时期，失去挽救生命的机会，那将追悔莫及。因此，应勇于面对疾病，认识到复查也是今后身体康复必需经过的一个阶段，既然治疗已经有了好的效果，就要善始善终，将复查进行到底。

而复查前后的心理波动，又是很多患者面临的另一大难题。有的患者每当要去医院复查前都会万分紧张与焦虑，害怕真的复发了，那种恐惧与不安再次萦绕心头、挥之不去，直至复查结果显示一切正常。那么，除了进行自我心理调节，患者还可以尝试来放空自己，什么都不想，只是尽自己最大努力做好当前的事，这样可以在复查前后获得一些内心的平静。如果这些方法都不能缓解患者的紧张、焦虑甚至是失眠等症状，应当到正规的心理门诊就诊。

352. 肿瘤复发了怎么办？

恶性肿瘤是一种慢性疾病，复发的原因有很多，除了肿瘤本身的原因，患者可以控制和调整自己的心态和情绪。逃避、恐惧只能是暂时的，没任何帮助。在发现肿瘤复发、转移时，悲观、失望等负面的情绪，反而会对疾病的预后十分不利，吃不好、睡不着，精神状态不好，身体状况差，抵抗力下降，都会导致恶性循环。复发、转移不等于死亡，采取积极的态度，把有限的精力集中在积极解决现有的问题上，继续与肿瘤作斗争，往往会得到想不到的效果。

（1）建立良好的医患关系，相互信任、相互尊重可以增强医患共同抗癌的信心。信任医生可以为患者制订最佳的治疗方案，随着新药、新的治疗方法的出现，仍然有部分复发转移的患者是可以治愈的，积极配合医生的治疗，战胜癌症更需要坚持不懈的毅力。

（2）家人、朋友对患者生活、情感上的帮助、支持很重要。生活上，可以帮患者护理、做家务等，提供无微不至的照顾。在门诊看病时，家属可以帮助排队挂号、预约检查，住院期间，负责患者的衣食住行，办理住院、出院手续，与医务人员沟通，协助患者做一些决定。如对一些检查、治疗方案，难以做选择时，家属、朋友是最好的参谋。情感上，家属、朋友可以帮患者分忧解愁，为患者打气，树立信心，与患者共渡难关。患者内心的担忧、疑虑，可以向家人、朋友诉说。

（3）如果患者心情持续不好，心理压力大，要及时向心理医生寻

五、心理调节篇

求帮助。很多人都认为看心理医生就是患了精神病，顾虑重重，其实，心理医生可以为患者打开心结，消除或减轻负性情绪，释放心理压力，有助于提高治疗效果。

（4）转移注意力，做力所能及的事。知道复发或是转移后，患者之前建立的信心，可能会被摧垮。这个时候，要尽快调整，重新建立目标，重新燃起斗志。切忌独自在家冥思苦想的琢磨，有些患者选择出去旅游、在家里做家务、把自己的抗癌心路记录下来等。

（5）养成良好的生活习惯。适当锻炼、合理饮食、作息规律。保持良好的身心状态，为新的治疗做准备。

353. 如何应对失眠？

由于患肿瘤后的心理负担、经济压力、疾病的症状、睡眠习惯的改变、治疗的不良反应，或住院后环境改变等因素，常导致失眠。失眠发生后，又常导致体力、精力消耗，心理痛苦加剧，生活质量降低，影响患者对放化疗的配合。目前对于失眠治疗存在一些误解，患者、家属往往过度关注药物的不良反应，夸大了睡眠药物的依赖性，从而对失眠关注不足。针对不同失眠情况，应采取不同的措施。

（1）做好睡觉前的工作：睡觉前的准备应因人而异，对于疼痛的患者给予镇痛药，恶心、呕吐患者给予止吐药，对睡前有特殊嗜好的，如服牛奶、喝饮料，应给予满足，有条件者可以做身体按摩。

（2）住院患者很常见的失眠情况是睡眠颠倒，就是白天输液时睡觉，晚上睡不着，这种情况下首先要建立健康的睡眠习惯。

（3）一过性失眠[1]（不是一贯失眠）的患者，一旦导致失眠的原因消除，症状即可缓减或消失，这种情况下，不需要用药物治疗；或者在医生的指导下服用小剂量快速排泄的安眠药1～2天，就会缓解。

（4）短期失眠的患者，可通过心理治疗，解除紧张因素，改进适应能力。避免白天小睡，不饮用含咖啡因的饮料，睡前散步或饮用适量的温牛奶等对改善睡眠都有帮助。也可以在医生的指导下短期服用安眠药。

（5）慢性失眠的患者，应咨询相关的专家，需要经过专门的神经、精神和心理等方面的评估、调整。

354. 患者怎样克服对死亡的恐惧？

癌症不过是一种慢性病，只是程度较为重些罢了。痊愈者不在少数，带癌生存数年、数十年的人也有。癌症的治愈，除了医生和药物外，更主要的是要靠自身的抵抗力、免疫力和自愈力。如果一听是癌症就忧心忡忡，恐惧死亡，反而会影响自身的免疫力，甚至加重病情。如果安然处之，放下心来，保持精神生命和自然生命良性互动，病情反而会减轻，恢复和治愈的可能性会更大。首先自己要有希望，才会有希望。

退一万步说，人生自古谁无死？一位哲学家说得好：每个人都是"不按自己的意愿而生，又违背自己的意愿而死"。生命有始有终，有出生，就有死亡，生命的周期不可逾越，每个人都要走完自己的人生。生命的最后一程怎么走完，往往也是身不由己。不如我们顺其自

1　一过性失眠：又称临时性失眠，是一种持续一段时间后可自行缓解的睡眠障碍。它不同于"失眠症"，多半由心理或精神因素引起，一旦引起失眠的原因消除，就可以恢复至平日的睡眠状态。

五、心理调节篇

然，放松下来。有一位患者，她得知自己患了癌症之后，还活跃在大学的讲坛上。她战胜了自己，坦然面对，在课堂上向她的学生告别，发表了一篇"变暗淡为辉煌"的留世之作，人人敬仰。还有一位患者，几次病危，几次住进重症监护室。朋友们干脆就在这个时候把挽联和悼词，先念给他听了。活着的时候，就看见自己的"盖棺定论"，也是人生一件幸事。而且，生命达到了一种超然自逸的境界，这是生命的一种智慧。生命的最后一程，既然人人不可避免，又为什么要恐惧，何不走得平和点儿，何不走得潇洒些，何不走得有尊严呢！

六、预防与体检篇

355. 乳腺癌的预防应该从哪几方面入手?

乳腺癌是目前我国城市女性癌症中发病率最高的恶性肿瘤。由于绝经前乳腺癌患者居多,对家庭生活和工作的影响都很大。因此,乳腺癌的预防显得尤为重要。乳腺癌的预防首先应该遵循常见慢性病的预防策略,即在保健的基础上预防乳腺癌。保持健康的几个重要方面有保持心情愉快,采用健康饮食,适度锻炼身体。健康的生活方式能够预防2/3癌症的发生。有趣的是,预防癌症的很多建议与预防高血压、糖尿病等慢性病的建议有许多共同之处。当然,癌症的预防还是有一些不同之处,预防保健如果做得好,不仅可以预防癌症,同时还可以远离高血压、糖尿病等慢性病的困扰。

356. 哪些生活方式有助于预防癌症?

癌症可以通过改变生活方式进行有效预防,即俗话说的"管住嘴和迈开腿",具体说来包括戒烟限酒、平衡膳食、适当锻炼、维持正常体重、预防感染、避免和减少职业危险暴露[1]。

357. 肥胖与乳腺癌有关吗?

肥胖与绝经后乳腺癌的发病有关。绝经前肥胖的妇女在绝经后患乳腺癌的风险也会增加。体重超重的人体内脂肪储存在不同部位,腹部及腰部多余的脂肪对健康非常不利,这些脂肪会向血中释放雌激

---

1 职业危险暴露:由于职业关系而暴露在某种危险因素中,从而有可能损害健康或危及生命的一种情况。

素，还可能提高其他激素的水平，会增加乳腺癌的患病机会。因此，控制体重是预防乳腺癌的一个重要方面。

358. 如何衡量体重是否合适？

衡量体重是否合适主要有两个指标，一是体重指数，二是腰围。体重指数是指体重除以身高的平方。体重以千克（kg）计算，身高以米（m）计算。亚洲成年人的健康体重指数在18.5～22.9。体重指数在正常范围内越接近18.5越好。随着年龄的增长，体重超重的人员比例越高，维持体重指数在正常范围低限的难度也就越大。即使这样，还是应该尽力维持体重指数在正常范围，如果能在正常范围的低限就更好了。衡量体重的另一个指标是腰围。腰围的测量方法是将软尺围在肋骨下缘和臀部中间最窄的部分，软尺紧贴在皮肤上但没有勒紧的感觉，呼气后测量。女士的健康腰围数值应＜80cm，男士的健康腰围应＜90cm。体重指数和腰围两个指标都在正常范围内，才能说明体重合适。

359. 为了预防乳腺癌，体重是否越轻越好？

不是。人体的结构中，蛋白质、脂肪、糖是有一定比例的。人体功能的维持也需要一定的营养物质，过度减肥导致体重指数过低，会影响人体免疫系统的功能，降低身体自身的抗癌能力。因此，应该监测体重，使体重维持在正常范围内。尤其是绝经前的女性，体重超标尚不能确定是乳腺癌的危险因素，因此，不能说预防乳腺癌体重越轻越好。

360. 健康饮食原则有哪些？

每日三餐定时，饮食结构合理，按照金字塔结构选择食物的种类。主食大米、白面、玉米面、谷物等是金字塔的底部，应该占每日食物的最大份额，其次是新鲜的蔬菜和水果，然后是蛋白质，再上面是金字塔顶的油脂和盐，也就是每天摄入量最少的部分。

361. 哪些食物具有抗癌作用？

以下食物具有抗癌作用。①谷类及杂粮：玉米、燕麦、米、小麦、黄豆。②蔬菜类：大蒜、洋葱、芦笋、青葱、西蓝花、甘蓝菜（圆白菜）、芥菜、萝卜、番茄、马铃薯、辣椒（适量）、甜菜、胡萝卜、芹菜、荷兰豆等。③水果类：柳橙、橘子、苹果、猕猴桃、蓝莓等。④坚果：核桃、松子、开心果、芝麻。坚果的摄入要适量，如果过多食用坚果，会导致血脂升高。

362. 哪种植物成分中含有抗癌物质？

西红柿和西蓝花。西红柿所含番茄红素有对肺癌、胃癌、前列腺癌、乳腺癌的抑癌作用，长期食用可降低癌症的发生率。西蓝花所含成分异硫氰酸盐有一定的抑癌作用。很多蔬菜和水果中含有膳食纤维和一些微量元素，对于癌症的预防有一定的帮助。因此，每天都要保证蔬菜和水果的摄入量。

363. 哪些食物中可能含有致癌因素？

目前了解的大约有50%癌症患者患病与饮食、营养因素有关，这些因素包括食品本身成分、污染物、添加剂以及食品烹饪加工不当所产生的致癌物等。与这些因素有关的食品如下。

（1）腌制食品：如腌肉、咸鱼、咸菜等，这些食物中含有较多的二甲基亚硝酸盐，在人体内可以转化为二甲基硝酸胺，是一种致癌物质，可以引起食管癌、结直肠癌等多种恶性肿瘤。

（2）烧烤食品：如烤羊肉串、烤牛排等。这些食物中由于被烧烤时沾染了大量的碳燃烧物，而且这些食物中很多烧焦的成分都含有较多的致癌物质。

（3）熏制食品：如熏肉、熏鱼等，这些食物的制作过程类似烧烤过程，熏制使用的烟雾会将大量致癌物质附着于食物上。

（4）油炸食品：油炸食物时可产生致癌物；油炸食物时使用的油，如果多次重复用也会产生致癌物质。

（5）霉变食品：因为这些食物中含有黄曲霉毒素，是较强的致癌物质。

364. 合理饮食指什么？

我国传统的饮食习惯，即多食蔬菜水果，少量红肉、少量盐和油脂是比较合理的饮食。对乳腺癌及结肠癌的预防有较好的作用。健康合理的饮食旨在倡导在确保营养均衡的条件下，多食蔬菜水果，少食脂肪含量较高的猪肉、牛肉、羊肉，可适当增加虾肉、鱼肉的摄入。

另外，烟熏、盐腌或添加了防腐剂来保存的肉类对预防乳腺癌不利，如火腿、熏肉、香肠等。这些肉类在加工的过程中，会产生致癌物质，因此，应该尽量少吃。

365. 何谓营养素？有何功能？

用来满足机体的正常生长发育、新陈代谢和日常活动需要的物质，包括蛋白质、脂类、糖、维生素、矿物质、膳食纤维和水。

营养素的功能是为了满足人体需要的能量、构成人体组织和器官，维持正常生长发育、新陈代谢和各种生命活动。

366. 何谓膳食纤维，有何作用？

膳食纤维指来源于植物的不被小肠中消化酶水解而直接进入大肠的多糖和极少量木质素类物质。又分为可溶性膳食纤维（如果胶、树胶和植物多糖等）和不可溶性膳食纤维（如纤维素、木质素和半纤维素等）。膳食纤维来源于谷类纤维、燕麦纤维、番茄纤维、苹果纤维、魔芋葡聚糖纤维、抗性淀粉等。

可溶性膳食纤维可具有减缓葡萄糖在小肠吸收、降低血清胆固醇、延缓胃排空等的生理功能。不可溶性膳食纤维有增加粪便的重量、刺激肠蠕动、减少粪便的平均通过时间等生理功能。这些对于预防常见慢性病和癌症都有很好的作用。

367. 摄入营养素的高低与乳腺癌的发生有关吗？

摄入营养素高或低都与肿瘤的发生有关，所以需要均衡的膳食。高能量饮食、高脂肪饮食、大量饮酒、维生素E缺乏、硒摄入缺少可致乳腺癌发生率增高。

368. 如何选择富含维生素的食物？

对于癌症预防或保健，推荐多食新鲜蔬菜和水果。蔬菜水果中不但含有丰富的抗氧化剂，如类胡萝卜素、维生素C、维生素E等，还含有植物化学物质，包括萜类化合物、有机硫化合物、类黄酮、植物多糖等。这些植物化学物质具有抗氧化、调节免疫力、抑制肿瘤等作用（表4）。有充分证据表明，蔬菜和水果能降低口腔、咽、食管、肺、胃、结直肠等癌症的发病风险。

表4 常见维生素、微量元素、宏量元素含量丰富的食物

维生素、微量元素、宏量元素	食物来源
维生素C	鲜枣、柑橘类、刺梨、木瓜、草莓、芒果、西蓝花
维生素A	动物肝脏、甘薯、胡萝卜、菠菜、芒果
维生素B_1	猪里脊肉、绿茶、糙米、花斑豆、烤土豆
维生素B_2	玉米、紫米、黑米、大麦、菠菜、鸡肉、鲑鱼
维生素B_3	鸡肉、金枪鱼、牛肉、花生
维生素B_{12}	牡蛎、蟹、牛肉、鲑鱼、鸡蛋
叶酸	菠菜、橘子、莴笋、生菜
维生素D	蛋黄、动物肝脏、鱼类、强化牛乳

维生素、微量元素、宏量元素	食物来源
维生素E	坚果类、植物油类、鹅蛋黄、木瓜
铁	猪肝、鸡肝、牡蛎、牛肉、什锦豆类
硒	坚果、猪肾、金枪鱼、牛肉、鳕鱼
锌	牡蛎、小麦胚粉、山核桃
钙	酸奶、奶酪、牛奶、沙丁鱼、豆干、黑芝麻
钾	香蕉、黑加仑、龙眼、小麦胚粉、豆类、干银耳、紫菜

369. 营养素与乳腺癌预防的关系为何?

饱和脂肪酸可增加乳腺癌的风险,反之单链不饱和脂肪酸可降低乳腺癌的风险;纤维素对乳腺癌有抑制作用,少食纤维素的女性乳腺癌的患病率明显增加。

370. 每天做多少运动合适?

锻炼身体有很多的好处,可以预防心血管疾病,预防癌症,保持正常体重。很多女孩通过节食或吃减肥药来降低体重,有时会对身体健康造成损害,而且减重的效果很难保持。减重需要制订长期目标,不能急于求成。控制住饮食的总量的前提下,增加运动量才是较好的减重办法。体内激素的异常是导致乳腺癌的原因之一,经常运动有助于体内的激素维持在健康的水平。通过运动维持合适的体重防止体重超重也有助于预防乳腺癌的发生。

每天做多少运动合适呢?最基本的是每天30分钟中等强度的运动。中等强度的运动有游泳、跳舞、快速步行、爬楼梯而不是乘坐电梯、做家务（如拖地和吸尘等）。对于中老年女性，太极拳、八段锦、五禽戏等中国传统的健身方法也很适合采用，各种轻松的舞蹈，既可以娱乐心情，又可以锻炼身体，尤其适合预防乳腺癌。对于年轻的女性，瑜伽、健身操等都是较好的运动方式。如果有条件，可以进行慢步跑、爬山、快速骑脚踏车、走跑步机等项目的锻炼。

371. 母乳喂养对于预防乳腺癌有益处吗？

母乳喂养非常重要。母乳喂养无论是对于母亲还是对于孩子都有很大的益处，是母亲和孩子双赢的选择。首先对于母亲，母乳喂养经证实可以降低乳腺癌的风险。母乳喂养对于母亲产后身体的恢复有好处，有利于乳腺组织清除一些基因受到损害的细胞，能够一定程度上减轻乳腺增生的程度。因此，对于母亲是一种很好的保护。

对于孩子，母乳喂养不仅有利于孩子早期发育，还有助于预防孩子儿童期超重或肥胖，超重或肥胖的儿童成年后通常都持续有体重超重，而体重过重可能导致包括癌症在内的各种成人疾病的发生。所以，有些女性朋友为了保持身材或早日恢复工作等原因不给孩子喂奶是错误的。

372. 还有哪些精神心理因素会促进乳腺癌的发生？

长期的抑郁、焦虑、意外精神创伤也会促进乳腺癌的发生。这些因素促进乳腺癌的发生机制主要是导致机体的免疫功能下降，对于癌细胞的监视、清除功能下降，使乳腺癌细胞增殖从而发生乳腺癌。当存在这些因素时，应该有意识地去改变或寻求亲人、朋友或心理医生的帮助，尽快从一种不良的心理情绪状态中走出来，关注生活中一些好的方面，调整好心情。

373. 总睡不好觉会增加患乳腺癌的风险吗？

人体通过对自然环境的适应形成昼夜节律，夜里睡眠，白天活动。白天活动的消耗需要夜里睡眠来补充。如果长期失眠或睡眠时间不足，身体自身的调节机制和防御机制会受到破坏，免疫系统发现和清除恶变细胞的能力下降，可能导致癌症的发生和发展。如果失眠严重，最好去看医生，必要时可以借助安眠药来建立正常睡眠和起床规律。不要顾忌安眠药的不良反应而不愿服用，其实长期睡眠不好的危害远远大于安眠药的危害。

374. 乳腺癌患者的亲属是否也会患乳腺癌？

家族中有亲属患乳腺癌，如母亲、姐妹、外祖母、表姐妹等患乳腺癌后，本人患乳腺癌的风险略有增加，但不一定会患病。通过亲属患病，从而提高警惕，经常体检并关注癌症预防知识，可能反而把坏事变成了好事。但如果家族中有多名成员患癌，则家族中遗传基因可能存在变异，如BRCA基因突变等，本人患乳腺癌的风险将明显增加，但也不必过于惊慌，要更加关注癌症预防知识，同时增加体检的频率和项目，争取早期发现可能发生的癌症。如果早期发现、采用正规治疗和注意治疗后的保健，癌症是可以战胜的。

375. 未结婚或未育的妇女会患乳腺癌吗？

未婚和/或未育的女性，乳腺组织未通过哺乳得到一定的修复，乳腺癌的风险略有增加，但总的来讲患乳腺癌的风险很低。乳腺癌的发生是一个多种因素作用下的长期慢性过程，只要注意日常生活中的保健、关注防癌知识、保持心态平衡，仍可以有效地预防乳腺癌。

376. 多长时间检查一次乳腺合适？

乳房是体表器官，容易检查，而且乳腺癌治疗效果好。因此，过去的几十年中，通过早期诊断乳腺癌从而提高治愈率取得了巨大的成功。20岁以上的女性，应该每年做1次乳腺触诊[1]检查，30岁以上的女性，应该每年进行1次乳腺触诊加超声检查。40岁以上的女性，在每年进行1次乳腺触诊加超声检查的基础上，根据检查情况及患乳腺癌的风险情况决定进行钼靶检查的时间和间隔，一般1～2年进行1次乳腺钼靶检查。

平时应该进行乳房的自查，乳腺自查一般在每个月月经结束后进行，如果发现异常肿物，应该及时到医院进行检查。

377. 检查乳腺是不是进行钼靶检查就行？

不是。乳腺钼靶检查是早期发现乳腺癌的较好检查，但钼靶检查的长处在于看微小钙化，对于没有钙化的肿物有时不能显示，而且存

---

1 触诊：医生用手指或触觉为患者进行体格检查的方法。

在一定的辐射，所以钼靶检查应该作为乳腺综合检查手段之一。乳腺触诊和乳腺超声检查是乳腺癌检查最常用的手段。临床上，乳腺癌的位置、硬度、深度各不相同，适宜的检查方法也不相同，乳腺触诊、超声、钼靶检查联合应用，才能增加乳腺癌的检出率。

有的患者发现乳腺肿物后因为钼靶检查未显示肿物而认为没有问题，从而延误了诊断时机，就是因为过于依赖钼靶检查造成的。

378. 绝经早的人更容易患乳腺癌吗？

不会。乳腺癌的发生与雌激素的刺激有关，月经初潮早、绝经晚的女性患乳腺癌的风险增加。绝经早的女性，乳腺组织受体内较高水平雌激素作用时间较短，患乳腺癌的风险相对较低。

379. 服用蜂胶、蜂王浆对乳腺有好处吗？

没有好处。蜂胶、蜂王浆等保健品中含有少量的雌激素，会刺激乳腺组织的增殖，加重乳腺增生，所以建议您不要长期服用蜂胶和蜂王浆。有些女性长期喝蜂蜜也会导致较重的乳腺增生，建议减少喝蜂蜜的次数。

380. 吸烟和饮酒对乳腺癌的发生有影响吗？

有影响。吸烟和饮酒对女性的伤害要大于男性。有明确的证据显示，吸烟增加口腔癌、鼻咽癌、喉癌、食管癌、胰腺癌、宫颈癌、肾癌、膀胱癌的风险。烟草中含有80种已知的强致癌物。同时吸烟后，体内α-生育酚、β-胡萝卜素等重要的抗氧化微量元素降低，导致身体对多种疾病的抗病能力降低。为了健康，一定不要吸烟。

饮酒增加女性患乳腺癌的风险。虽然少量饮酒有保护心脏的作用，但这种保护作用只限于具有高风险患心脏病的人，如40岁以上的男性和更年期后的妇女。而这些人患癌症的风险也开始增高，在采用饮酒预防心脏病的时候一定要权衡一下饮酒的利弊，尽量采用其他预防心脏疾病的方法。

381. 年轻女性应如何调整生活才能预防乳腺癌？

预防乳腺癌需要从早做起，对于年轻的女孩，需要注意的是要树立正确的婚恋观，适龄结婚，适龄生育，母乳喂养，按照人的生理发育规律安排自己的生活，这些对于预防乳腺癌的发生非常有益处。

成年后，走向工作岗位，面临恋爱、结婚等工作和生活上的各种压力，应该学会心理调节和适应，处理好工作单位尤其是家庭关系，避免婚外恋、第三者等事件带来的精神伤害，这样可以避免因为长期情绪抑郁等精神因素导致的乳腺癌的发生。

六、预防与体检篇

七、乳腺癌知识篇

382. 正常乳房有哪些生理功能?

（1）哺乳：哺乳是乳房最基本的生理功能。在产后大量雌、孕激素的作用及婴儿的吸吮刺激下，乳房开始规律地产生并排出乳汁。

（2）第二性征：乳房是女性第二性征的重要标志。一般来讲，乳房在月经初潮之前 2～3 年即已开始发育，也就是说在 10 岁左右就已经开始生长，是最早出现的第二性征，是女孩青春期开始的标志。

（3）参与性活动：在性活动中，乳房是女性除生殖器以外最敏感的器官。当触摸、爱抚、亲吻等性刺激时，乳房的反应可表现为乳头勃起，乳房表面静脉充血，乳房胀满、增大等。随着性刺激的加大，这种反应也会加强，至性高潮来临时，这些变化达到顶点，消退期则逐渐恢复正常。

383. 乳房的解剖结构是什么样的?

乳房的中心部位是乳头。正常乳头呈筒状或圆锥状，两侧对称，表面呈粉红色或棕色。乳头上有许多小窝，为输乳管开口。乳头周围皮肤色素沉着较深的环形区是乳晕。乳房部的皮肤在腺体周围较厚，在乳头、乳晕处较薄。乳房主要由腺体、导管、脂肪组织和纤维组织等构成。其内部结构有如一棵倒着生长的小树。

384. 乳腺癌的国际流行病学概况及发病率是怎样的?

乳腺癌目前已成为全球发病率最高的恶性肿瘤，也是女性最常见的恶性肿瘤。据国际癌症研究机构统计，2020年全世界约有226.1万新发病例和68.5万死亡病例。大洋洲、欧洲、北美洲是乳腺癌高发地区，而亚洲、非洲发病率低于世界平均水平。近年，全球乳腺癌发病率约为46.3/10万，美国乳腺癌发病率约为90.3/10万，日本为76.3/10万，韩国为64.2/10万，中国大陆为39.1/10万。

385. 中国乳腺癌流行病学、发病率及发病趋势是怎样的？

我国乳腺癌发病率近年来增长趋势明显，已成为我国女性最常见的恶性肿瘤，病死率居女性恶性肿瘤第五位。生活习惯是乳腺癌发病的危险因素之一，故乳腺癌多发生在社会经济地位及文化水平较高的人群中，在我国呈现出城市乳腺癌发病率高于农村的特点。统计数据表明，我国一线城市的乳腺癌发病率明显高于其他地区。其中，上海市的乳腺癌发病率居全国首位，与发达国家水平相持。而西北、西南地区大多发病率较低，西藏、青海等地的发病率最低。随着我国城市化进程的发展，预计未来10年，国内乳腺癌的发病率将持续增长。

386. 为什么乳腺癌发现得越早越好？

乳腺癌的治疗是手术、放疗、化疗及内分泌治疗相结合的多学科综合治疗。治疗原则依肿瘤临床分期而定，一般来说，肿瘤负荷越小临床分期越早、预期生存期越长（即预后好）；肿瘤负荷越大临床分期越晚、预后越差。发现一个较早期的乳腺癌对患者的意义远大于任何治疗方案，所以在未来一段时间内，争取早期发现、早期诊断以及合理的治疗仍是控制乳腺癌的基本策略。

八、肿瘤病因探究篇

387. 什么是家族性乳腺癌？

家族性乳腺癌，顾名思义，就是具有家族聚集性的乳腺癌。在一个家族中有两名具有血缘关系的成员患有乳腺癌，就可称为家族性乳腺癌。家族性乳腺癌占所有乳腺癌的20%～25%。家族性乳腺癌在整个乳腺癌人群中占相当大的比例，并且具有发病早、双侧和多中心病灶等特点。

388. 乳腺癌遗传吗？

具有明确遗传因子的乳腺癌称作遗传性乳腺癌，这部分乳腺癌占整个乳腺癌人群的5%～10%，有明显的家族遗传倾向。如有一位近亲患乳腺癌，则患病的危险性增加1.5～3倍；如有两位近亲患乳腺癌，则患病率将增加7倍。发病的年龄越早，亲属中患乳腺癌的危险越大。

389. 生活习惯与乳腺癌的发生有关吗？乳腺癌的高危因素有哪些？

（1）月经状况：月经初潮早于12岁、绝经年龄晚于50岁、经期长于35年，均为公认的危险因素。

（2）婚育状况：第一胎足月产在35岁以上或40岁以上未孕女性、反复的人工流产等因素均可增加乳腺癌的发病可能。

（3）哺乳史：产后未哺乳者患乳腺癌的危险增加。

（4）激素水平：乳腺癌的发生与雌激素水平关系密切，高水平的生长激素亦是乳腺癌的促发因素，外源性激素的补充也可能增加乳腺癌发病风险。

（5）乳腺疾病史：乳腺的不典型增生可能会进展为乳腺癌，而有单侧乳腺癌病史的人，对侧的发病率较常人高2～5倍。

（6）遗传和家族史：乳腺癌的遗传性和家族性为乳腺癌危险因素。

（7）饮食：高脂肪、高蛋白、高热量饮食会增加乳腺癌发生的危险性。

（8）环境因素：电离辐射、低剂量诊断用射线、主动或被动吸烟。

（9）其他因素：生活精神刺激、心理障碍，特别是抑郁、肥胖、病毒感染、药物、糖尿病等。

390. 外源性雌激素与乳腺癌的发生有关吗？

外源性雌激素指人体额外摄入的非自体自然条件下产生的雌激素，如更年期为减轻症状而补充的小剂量雌激素，治疗月经不调、功能性子宫出血或多囊卵巢综合征等妇科疾病所需的雌孕激素治疗，以及口服避孕药（多数含雌孕激素）治疗，甚至某些特殊的化妆品（丰乳霜、丰臀霜等）中均含雌激素。如果无节制地长期摄入外源性雌激素，无疑会导致乳腺异常增生，增加乳腺癌的发病风险。

九、名家谈肿瘤

增强自我科学抗癌意识

陆士新，著名肿瘤病理生理学专家，研究员，中国科学院院士

癌症已成为我国人群死因的首位，具有发病率高、死亡率高、治疗费用高等特点，因此，人们"谈癌色变"。目前，学术界普遍认为对癌症不要恐惧而要防治，癌症是"可防可治"的。肿瘤防治的关键仍然是要坚持以人为本、自我抗癌，实施预防为主、防治研相结合，大力做到肿瘤防治"三早"，即早期预防、早期诊断和早期治疗；"三早"是癌症"可防可治"的核心和基础。世界卫生组织也强调：三分之一的癌症是可以预防的，三分之一的癌症患者通过早期诊断并得到合适的治疗是可以治愈的；三分之一的癌症患者通过治疗，可以减轻痛苦，延长生命。人群的自我抗癌意识和信念至关重要，因为如无自身防癌意识，接触致癌因素而不自知，一旦患上癌症已成晚期，延误了病情。

控制癌症应当以早期预防为主，我们究竟应该怎样做才能实现"三早"呢？首先，我们要积极增强"科学自我抗癌意识"，注意在生活中远离致癌因素，并积极做到合理营养、适当运动、戒烟限酒、心理平衡等健康生活方式，自我预防癌症发生。近二十几年来，在我国食管癌、肝癌、胃癌等肿瘤高发区所进行的病因学调查研究的基础上，开展了国际上最先进的大规模人群预防研究，现在已取得可喜的成果，树立了癌症"可防"的典型，并增强了我们对癌症可以预防的信心。

癌症的发生发展是多阶段逐渐演变的过程，在癌前病变和早期癌阶段就进行治疗是可以不发生癌症或可以被治愈的。什么是癌前病变呢？癌前病变是指人体组织中某些细胞在人体内外环境中的物理、化学、生物以及慢性炎症等刺激因素长期不停地作用下，细胞形态和分子组成发生有变成癌趋向的病理变化，再经过一段时间后，这种病变的一部分或少部分可能发展演变成癌。但是，癌前病变患者在去除物理、化学、生物以及慢性炎症等刺激因素，或给予化学干预（治疗）癌前病变可以被逆转为正常。癌前病变发展成侵袭性癌的过程一般需要10年左右。如在林县我们发现食管上皮重度增生的人，经增生平治疗可以逆转为正常，成功阻断了重度增生上皮演变成癌。因此，预防及治疗癌前病变，对预防肿瘤有着积极意义。

癌前病变和器官组织的炎症与不典型增生密切相关，炎症往往伴随细胞重度增生（不典型增生，原位癌），我们已知的一些病变如食管上皮重度增生、胃的疲痕性溃疡、萎缩性胃炎、胃息肉、慢性支气管炎、肝细胞不典型增生、宫颈糜烂或息肉、乳房囊性腺病、乳腺导管内乳头状瘤、溃疡性结肠炎、结肠腺瘤及结肠息肉、膀胱黏膜上皮增生及化生、鼻咽部柱状上皮及不典型化生等都可视为癌前病变，上述癌前病变的长期存在与发展就可能转变为癌症。因此，个人应积极治疗器官组织的炎症和严重增生性疾病，这是预防癌症的重要措施。

在生活中，我们究竟应该怎样做才能实现肿瘤的早期发现、早期治疗呢？首先，进行自查，要早期发现癌瘤，除医生的检查外，自我检查也是非常重要的。如乳腺癌等往往是自查发现肿块的，所以要经常进行自我检查。除自查外，要重视每年正规体检，体检也是早期发现癌瘤的重要途径。癌瘤早期治疗是非常重要的，它直接影响患者的生存。有研究表明，肿瘤大小与手术后生存率密切相关，肿瘤直径越小相对生存率就越高，肿瘤直径越大相对生存率就越小。一旦发现肿瘤应及早到医院进行规范化治疗。但治疗肿瘤也不是什么治疗手段都用上才好，要防止"过度治疗"。

普及癌症知识是预防癌症的重要手段。在癌症防治工作中，要有更多的有关癌症方面的科学普及读物问世，以利于群众增强"自我科学抗癌"意识，来改变癌症不可预防和无法治疗的观点，并积极行动起来，做到"三早"，控制和预防癌症。

六十年来我国肿瘤防治工作的发展和体会

孙燕，著名肿瘤内科学专家，主任医师，中国工程院院士

一、我国临床肿瘤学的发展

回顾半个多世纪我国临床肿瘤学的发展，我们大致可以分为三个阶段。

1. 中华人民共和国成立初期，百废待兴，直到10年以后我国才开始重视肿瘤问题，并启动了比较全面的规划、建设和研究。我有幸在1959年调入肿瘤医院（当时称日坛医院），正好参加我国几位临床肿瘤学元老吴桓兴教授（时任中国医学科学院肿瘤医院院长）、金显宅教授（时任中国医学科学院肿瘤医院顾问）和李冰教授（时任中国医学科学院肿瘤医院党委书记兼副院长）的领导下、对我国临床肿瘤学的发展进行的讨论，并制定了以多学科综合治疗为模式的发展方向。随之，就临床肿瘤学发展达成4项共识，即：预防为主、中西医

结合、基础研究与临床研究结合及综合治疗。直到今天，综合应用现有手段诊断、防治肿瘤已经深入人心，为国内外学术界所接受，但是这在当时的条件下就能准确把握正确发展方向还是难能可贵和具有远见的。

1972年周恩来总理对肿瘤工作做出了重要指示：肿瘤是多发病、常见病；应当深入调查摸清我国的发病情况，并采取预防措施；结合我国具体情况和实践经验编写我国自己的参考书；大力开展高发区研究，等等；明确了我国肿瘤学前进的方向，也成为我们在那个年代开展工作的重要指导原则。

2．改革开放以后，我国临床肿瘤学事业得到了飞速发展，各省市都建立了肿瘤医院，很多综合医院也成立了肿瘤科，研究工作也得到发展。自1985年开始，我们在卫生部领导下举办全国内科治疗培训班；1995年开始举办抗肿瘤药物GCP培训班，被誉为临床肿瘤学的"黄埔军校"。

1997年中国临床肿瘤学会（CSCO）成立，以"团结、务实、协作、创新"为宗旨，发展迅速，与全球同等学会美国ASCO、欧洲ESMO、亚洲ACOS等均建立了互相承认会员资格的姊妹学会关系，目前会员48 000，团体会员300多，成为全球仅次于ASCO的第二大专业学会。为我国临床肿瘤学和抗肿瘤新药临床研究的发展储备了大批人才。

3．进入新世纪，我国肿瘤学发展迅速，中国的癌症正在从发展中国家常见的类型转变成发达国家常见的类型。

2023年有两个国际和全国的重要数据均证明这一论证：

（1）世界卫生组织国际癌症研究机构（IARC）发布的2020年全球最新癌症负担数据，中国已经成为了名副其实的癌症大国。

2020年全球新发癌症病例1929万例，其中中国新发癌症457万人，占全球23.7%。2020年全球癌症死亡病例996万例，其中中国癌症死亡人数300万，约占癌症死亡总人数的30%，主要由于中国癌症患病人数多，癌症死亡人数逐年上升。

（2）我国国家癌症中心发布了最新一期的全国癌症统计数据。全国肿瘤登记中心负责全国肿瘤登记数据收集、质量控制、汇总、分析及发布工作。新发病例406.4万，其中男性高于女性；峰值方面，男女癌症新发病例峰值均在60～79岁。地域方面，总体城市高于农村，肺癌、乳腺癌、结直肠癌、前列腺癌城市高于农村，胃癌、肝癌、宫颈癌、食管癌农村高于城市。

总死亡人数241.4万，男性高于女性，总体农村高于城市。肺癌、结直肠癌、乳腺癌、前列腺癌城市高于农村，肝癌、胃癌、食管癌、宫颈癌农村高于城市。

我国整体癌症粗发病率仍持续上升，反映我国癌症实际负担沉重；我国癌症粗死亡率仍然呈现上升趋势，但调整人口年龄结构后，标化死亡率呈现下降趋势，反映近年来我国癌症综合防控取得初步成效；我国传统高发而预后较差的食管癌、胃癌、肝癌等肿瘤死亡率逐年降低，但宫颈癌死亡率仍呈上升趋势。

在过去的10余年里，我国恶性肿瘤的5年相对生存率约为40.5%，与10年前相比，我国恶性肿瘤生存率总体提高约10个百分点，但是与发达国家还有很大差距，其主要原因是我国癌谱和发达国家癌谱存在差异，我国预后较差的消化系统肿瘤如肝癌、胃癌和食管癌等高发，而欧美发达国家则是以甲状腺癌、乳腺癌和前列腺癌等预后较好的肿瘤高发。但必须看到即使如此，中国预后较好的肿瘤如乳腺癌（82.0%）、甲状腺癌（84.3%）和前列腺癌（66.4%）的5年生存率仍与美国等发达国家存在差距（90.9%、98%和99.5%）。出现这种差距的主要原因是临床就诊早期病例少、早诊率低以及晚期病例临床诊治不规范。因此，我国应在扩大相关肿瘤的筛查及早诊早治覆盖面，治疗癌前病变和推广《常见肿瘤诊疗规范》提高我国恶性肿瘤治愈率。

目前，我国癌症发病方面呈现发达国家和发展中国家癌谱并存的特点，城乡差异较大，地区分布不均衡，控制癌症的负担仍然较重。

对于大家最关心的两个问题，我的估计是：①未来10年我国癌谱将继续由发展中国家类型向发达国家癌谱过渡。②根据我国目前防治工作的发展，未来10年我国癌症病人生存率将有可能每年提高1%左右。癌症的5年生存率需要观察5年，而且还要统计5年无病生存才是治愈率。

这些可为我们评估构筑"健康中国2030"后，预期癌症死亡率提供参考。

二、我国临床肿瘤学的进展和成绩

改革开放以来，由于政府的重视，同道们的共同努力，我国临床肿瘤学取得了一定成绩。我国肿瘤防治工作正在从发展中国家进入发达国家水平，有些领域已经位于世界前列。当然，由于我国基础研究相较欧美国家发展较晚，还存在一定差距。

1. 目前全国除了西藏以外，各省、自治区和直辖市都有了一定规模的肿瘤防治机构；沿海发达地区和县市也都有了肿瘤专科医院。改革开放以后先后成立的3个群众性专科学术组织：中国抗癌协会（CACA）、中国癌症基金会（CCF）和中国临床肿瘤学会（CSCO）在组织结构、学科发展、高发区研究、人才培养和国际间合作等方面都发挥了突出的贡献。

2. 我国对肿瘤高发区的研究一直是国际关注的项目，尤其在食管癌、鼻咽癌、原发性肝癌和子宫颈癌方面达到国际领先水平。

3. 中西医结合治疗急性粒细胞白血病、淋巴瘤、滋养叶上皮癌和睾丸肿瘤等已经取得国际先进的成果。维甲酸–三氧化二砷联合方案已经成为全球治疗急性粒细胞白血病的首选。

中西医结合防治肿瘤和以人为本的多学科综合治疗已经成为我国临床肿瘤学发展的显著特点。

4. 新抗肿瘤药物的开发成绩显著。近20年来，改革开放以后出国学习有成的专家陆续回国创业。他们起点高，而我们又培养了大批能够承担转化医学研究的临床专家，于是我国抗肿瘤新药的研制进入快车道。2015年7月22日国务院发布《关于开展药物临床试验数据自查核查工作的公告》，在毕井泉局长领导下进行了重大改革；增加了编制，药品审批提速，确定了影响深远的问题就是"以临床效益为中心"的审评思路。2017年我国正式加入人用药品注册技术国际协调会议（ICH）。

制度变革进一步激发创新。近十年来，中国批准上市的新药数量占到全球16%，中国临床试验项目数量已经占到全球1/3，仅次于美国。生物医药创新已经成为中国进入创新型国家的重要标志，成为中国经济高质量发展的重要领域。历经多年加速发展，中国也已成为全球第二大药品消费市场和第一大原料药出口国。2022年，中国药品市场规模在全球占比为15.3%，仅次于美国，已超过日本和德国等发达国家。

近两年我国抗肿瘤新药的研究有了一定突破，陆续进入国际市场。眼下已有7款国产新药（包括创新药和改良型新药）成功通过美国FDA进入国际市场。

生物医药创新已经成为中国进入创新型国家的重要标志，成为中国经济高质量发展的重要领域，正在实现我们进入创新大国的梦想。

三、预防

2006年WHO将癌症定位为"可控慢性疾病"。根据AACR的统计，美国40%的癌症病例可归因于可预防的原因，这些因素包括如下内容。

·减少烟草使用：不吸烟是人们预防癌症发展的有效方法之一，除肺癌外，吸烟还与17种其他癌症类型相关。据统计，近20%的癌症病例和30%的癌症相关死亡是由烟草制品引起的，吸烟者的平均寿命比从不吸烟者低10年。

·保持健康的体重、健康的饮食和合理锻炼身体：在美国成年人中，近20%的新癌症病例和16%的癌症死亡病例可归因于超重、不良饮食、缺乏运动和饮酒。成年后体重超重或肥胖会增加人们患15种癌症的风险，而体育锻炼可以降低9种癌症的风险。因此，保持健康的体重、锻炼身体和均衡饮食是降低癌症风险的有效方法。

·降低患糖尿病的风险：据统计，糖尿病影响着美国11.3%的人口（约3730万人）。有证据表明，患有1型糖尿病或2型糖尿病会增加患肝癌、胰腺癌、子宫内膜癌、结直肠癌、乳腺癌和膀胱癌的风险。

·限制饮酒：饮酒与200多种疾病有关，且会增加6种不同类型癌症的风险，包括头颈癌、食管癌、乳腺癌、结直肠癌、肝癌和胃癌。另外，即使是少量饮酒也可能增加患癌风险。因此，限制饮酒或不饮酒对于减少癌症发病和死亡风险十分重要。

·保护皮肤免受紫外线辐射：暴露于紫外线可导致皮肤癌的发生，包括基底细胞癌、鳞状细胞癌和黑色素瘤。据统计，95%的皮肤黑色素瘤和6%的癌症都是由紫外线辐射引起的。

·预防和消除致癌病原体的感染：致癌病原体（细菌、病毒和寄生虫）会增加人患多种癌症的风险。在全球范围内，2018年确诊的癌症病例中，约13%可归因于病原体感染，其中90%以上可归因于四种病原体：人乳头瘤病毒（HPV）、乙型肝炎（HBV）、丙型肝炎（HCV）和幽门螺杆菌。因此，可以通过保护自己免受感染或积极治疗来消除感染，从而显著降低癌症风险。

四、我的体会

总结从事临床肿瘤学工作60多年的体会：①癌症是一大类慢性疾病，病因复杂，与环境、遗传、生活习惯、内分泌水平、多种感染和衰老相关。绝不是我们当初想象的用一种"万能钥匙"打开就能控制的疾病。②分子生物学和现代免疫学的发展，使我们比较深入地了解癌症发生发展的过程和机制，无疑是我们进一步解决癌症的途径。找到这些基因的变异并加以解决可能控制多数常见癌症。③中西医结合增强内因应当是我们防治肿瘤的重要途径。④全球的合作应当是人类共同制服肿瘤的主流。

不但如此，我深切体会在临床治疗过程中，调动患者正确对待癌症的重要性，除了要治病，还要治"心"，这也是值得许多肿瘤医生学习的课题。

首先，在肿瘤初期。患者往往都处于比较崩溃的情绪状态下，无法接受癌症为何找上自己，情绪非常低落，甚至产生轻生的念头。所以，此时医生应当给予鼓励，告知患者癌症并不是不治之症，只要积极配合治疗，是可能治愈的，让患者尽快调整心态，面对现实，积极应对，帮他们渡过这一难关。

然后，到了开展治疗时期。这一阶段很关键，对于癌症来说，目前最新、最好的诊疗选择就是规范治疗，包括手术、化疗、放疗、免疫治疗等各种治疗。此时患者千万别病急乱投医，寻找一些偏方或者不可靠的小门诊，最终钱人两空。

最后，我们正在倡导全过程管理。在治疗结束后。协助患者树立痊愈的信心，不要总去想癌症会复发，这样并没有意义。此时，医生要教会他们设计好的生活饮食习惯和适当的锻炼，尽一切努力提高身体素质，从而预防癌症复发。

这样，制服肿瘤的前景应当是乐观的，但这无疑需要几代人艰辛的努力。

少吃多动　预防肿瘤

程书钧，著名实验肿瘤、肿瘤化学和遗传毒理学专家，研究员，中国工程院院士

科学研究表明，终身维持健康的体重是预防肿瘤最有效的措施之一。超标体重和过于肥胖，会促进某些肿瘤发生，包括食管癌、胰腺癌、结直肠癌、肾癌、子宫内膜癌和绝经后的乳腺癌。肥胖是这些肿瘤发生的非常重要的促进因素。肥胖和体重超标还会增加许多慢性病（如高血压、脑卒中、冠心病和2型糖尿病）发生的概率。肥胖会影响许多激素和生长因子的水平，肥胖人群胰岛素样生长因子1、胰岛素和瘦素水平均升高，性激素在肥胖相关肿瘤中也起重要作用，因为脂肪组织是性激素合成的重要场所，性激素水平过高可使子宫内膜癌和绝经后的乳腺癌发病率增高。肥胖者常伴有轻度炎症状态，脂肪细胞会产生一些促炎性因子，而慢性炎症会促进肿瘤发生。因此避免肥胖在肿瘤预防中占有重要地位。

如何避免肥胖？关键在少吃多动。美国有个诺贝尔生理学或医学奖获得者Brenner讲过一段有趣的事，他说，人在古代的时候，因为生活环境很艰苦，吃的东西很不够，主要靠打猎为生，所以他老是到处要找吃的。多少年、多少代传下来的人就是那些有很强吃的欲望的人，他们下丘脑逐渐形成老想吃的兴奋灶，这就是我们现代人为什么老想吃的原因。可是到了今天，诸位吃东西用不着像古代那样去找了，古代是找到什么就吃什么，现在你家里伸手就拿得到东西吃，可是我们大脑的兴奋灶还在那里，还叫我们吃、吃、吃，其实你肚子一点都不饿，只是为了满足这个兴奋灶，你就老要吃，没有事的时候要吃，看电视也要吃，造成你营养过剩。储存过多的营养的最佳方式就是把它转化成脂肪（而不是蛋白质和碳水化合物），这种储存的能量可以很好去应对饥饿，这在古代艰苦的条件下是十分必要的，因此，过度营养转成脂肪而导致肥胖也是进化选择的结果。

导致超重的原因除吃得过多外，另一个原因就是体力活动太少。因此，合理必要的体力活动是极其重要的。研究表明，合理的体育活动，对预防和降低结直肠癌、乳腺癌、子宫内膜癌、胰腺癌、肾癌等都有良好作用。少吃多动，保持健康的体重和避免肥胖能预防和降低包括肿瘤在内许多慢性代谢疾病的发生，这是有深刻的科学道理的，是迄今科学上证明了的最有效的办法。人们生来就有点爱吃不爱动，我们懂得上述的科学道理后，就需反其道而行之。为了你的健康，预防肿瘤，少吃多动。

对癌症治疗的一点看法

殷蔚伯，著名肿瘤放射学专家，主任医师，中国医学科学院肿瘤医院放射科首席专家

一、癌症不再是不治之症

20世纪初肿瘤患者的5年生存率只有5%，身患恶性肿瘤几乎就等于死亡，因此人们谈癌色变。为此，人类开始致力于攻克肿瘤的研究，由于诊断及治疗技术的改进与发展，癌症患者的5年生存率在不断地提高，20世纪30年代为15%，60年代为30%。近半个世纪以来，随着CT、、MRI、PET-CT等各种诊断设备与技术的应用与提高，促进了对肿瘤的早诊、早治；同时在治疗方面，无论是手术、放射治疗还是药物治疗都有了飞速的发展，至20世纪90年代肿瘤患者的5年生存率提高到45%。2012年美国癌症协会发表统计报告显示，1975—1995年间在美国确诊的癌症患者治疗后5年生存率为49%，而到2001—2007年提高至67%。由于绝大多数肿瘤复发与转移发生在癌症诊治后的5年以内，因此医学上用5年生存率来表示癌症的治疗效果。对肿瘤患者来讲，生存超过5年以后再次出现复发或转移的概率就已经很低了，因此，5年生存率也常常代表着治愈率。现在我国诊治癌症的水平与国外大体相当，我们有理由相信癌症的治疗结果将来会更好，所以说癌症不再是不治之症。

不同部位的癌症治愈率有所差别，一般来说，表浅的癌症较深部脏器的癌症治愈率高，如女性乳腺癌、子宫颈癌、男性前列腺癌等治

愈率高，而肺癌、胰腺癌等的治愈率相对较低。同一种癌症的早期与晚期的治愈率也不一样。早期乳腺癌、子宫颈癌、男性前列腺癌等患者的5年生存率可达90%以上，显著高于晚期患者；即使是预后差的如肺癌、食管癌也同样是早期患者的生存率显著高于晚期。所以我们倡导早期发现、早期诊断、早期治疗。当有异常发现时应尽早去医院检查。现在不少医院开展了防癌普查服务，可定期去检查。

二、癌症不是急诊

著名的肿瘤学家吴恒兴教授不断地告诫我们癌症不是急诊，他的意思是不要一诊断癌症就仓促治疗，而是强调在治疗前应进行必要的检查，制订周密的治疗方案。因为癌症的首程治疗至关重要。首程治疗不当，往往很难补救。他形象地比喻为就像剪裁衣服一样，裁得不好，很难补救。当然，患者被诊断出癌症后必然很着急，但要沉着，进行必要的检查，有时需要多学科的会诊后再进行治疗。精心地战前准备是取得胜利的重要保障。

三、现代的肿瘤放射技术

放射治疗学发展虽然已有100余年的历史，但较医学发展史而言，其历史短，不为人们所熟知。作为一名放射治疗科的医生，我愿意介绍一下现代的放射治疗学。放射治疗主要用于治疗恶性肿瘤，是治疗恶性肿瘤的三大主要手段之一（即手术、放射治疗及药物治疗）。早期放射治疗是通过放射性同位素^{60}钴产生γ射线或由直线加速器产生高能X射线和电子线来完成，也叫二维放射治疗技术，照射范围只能产生不同大小的长方形和/或正方形照射野。但肿瘤生长的范围并不规则，放射治疗在杀灭肿瘤的同时，大量的正常组织也受到损害，导致了相应的放疗并发症。同时，为了避免对正常组织及器官产生不能接受的并发症，有时不得不减少照射剂量，致使肿瘤局部控制率下降或照射治疗后肿瘤复发率增加。

由于影像技术及电子计算机的发展，放射治疗从二维走到三维及四维治疗技术，即三维适形放射治疗、调强放射治疗、影像引导下放射治疗及自适应放射治疗等。换句话说，更准确、更精确的照射，能更好地照射肿瘤、同时更少地照射周围正常组织，其结果是提高肿瘤的治愈率，降低对正常组织的副反应。这些新技术的优势在一些肿瘤的治疗方面表现突出，如头颈部癌、前列腺癌，等等。同时，这些新技术带来的是要在治疗前作更多细致的工作，如先行CT（或PET-CT）定位，在CT图像的每一层面上勾画肿瘤及一些正常器官，要用计算机软件即治疗计划系统计算出最合适的方案，因而放射治疗准备的时间相对较常规放射治疗长。近年来，发展的立体定向放射治疗，对一些小的肿瘤能治愈而无显著的副反应，如早期非小细胞肺癌等。但应该指出的是，如同所有的治疗方法一样，放射治疗也有其局限性，它也不能治疗所有癌症，需要结合每种癌症的特点，联合手术、药物治疗等方法综合治疗进一步提高疗效。

面对癌症作战的现代策略

储大同，著名肿瘤内科学专家，主任医师，中国医学科学院肿瘤医院内科首席专家

一、癌症的发生发展规律

在我们每个人的身体里，实际上都存在着不同的突变细胞。一旦

身体的免疫监视功能不能发现、攻击这些突变细胞的时候，它就会由一个变两个，两个变四个，四个变八个，呈指数级增长，在很短的时间内就能变成肿瘤。直径1.5cm的一个球形结节就已含有35亿癌细胞（$3.5×10^9$）了。这时候就可以被螺旋CT、磁共振扫描、PET-CT等先进的仪器发现了。大家想想35亿癌细胞是个很大的数量！一些患者来就诊时已是癌症晚期，肿瘤细胞的计数远远超过这个数量，甚至能按斤计，肿瘤细胞数长到12次方，人就牺牲了。我们平常治疗肿瘤怎么治？早期可以切除，争取治愈。但当肿瘤细胞数量到11次方时已经转移得到处都是，没有切除的机会了。这时就应该使用有效的全身治疗手段，如化疗、靶向治疗、生物免疫治疗等，把肿瘤细胞的数量杀到10^9数量级以下，再想办法不让它抬头。如果原发肿瘤在肺，我们称之为肺癌，可能转移到肝脏，也可能转移到骨头、转移到脑部。但是这里应该走出一个误区，癌细胞转移到肝脏的时候不能叫肝癌，只能说是肺癌的肝转移，以此类推。转移到全身各处以后，癌细胞总数量达到11次方、12次方时那是非常晚期的，因此，我们特别强调，肿瘤要早期发现，早期治疗。

二、不要谈化疗就色变，你有机会重振免疫力

一旦到了晚期，是否就完全不能治愈，就只能放弃了？当然不是！其实，得了肿瘤，打仗的战略设计非常重要！怎么掌握好治疗手段-肿瘤组织-机体免疫力的三点平衡是一个极其重要的方面。很多人一听化疗都谈虎色变，觉得不能做。实际上我们要分析，肿瘤能够抑制机体免疫功能，肿瘤发展得越严重越抑制免疫功能！反过来，免疫功能提高了也能抑制肿瘤。比如放疗和化疗，既能够攻击肿瘤，对自己的免疫功能也是打击。所以治疗中机体的免疫功能跟治疗手段、肿瘤之间是三点平衡的关系。你不能光看放化疗对身体的伤

害。肿瘤被消灭以后，肿瘤对免疫功能的抑制就自然而然解除了。而放化疗结束后它们对免疫功能的伤害也立即解除。所以我们任何一位患者在治疗时一定要把三点平衡的关系分析好。手术作为重要的治疗手段把肿瘤的大本营切掉，肿瘤细胞的数量急剧下降，对免疫功能的抑制一下子就被解除了。这时候再用放疗、化疗，进一步消灭残存肿瘤，虽然对免疫功能可能造成一定程度的暂时性抑制，但把肿瘤消灭以后，使肿瘤细胞的数量更进一步减少，这样肿瘤对免疫力的抑制更进一步得到解放。细细掂量如果用各种手段把转移灶中癌细胞总数减少到 3.5×10^9 以下，身体是完全有机会恢复免疫功能的！

三、利用高科技时代优势与肿瘤长期和平共处

对癌症作战的现代战争是建立在常规武器和信息网络系统高度协同配合的战略设计之上的。即科学合理地将手术、化疗、放疗与生物靶向治疗、免疫治疗、中医药治疗等有机地结合，达到全歼肿瘤并长期压住肿瘤的发生细胞（干细胞），使其永不抬头。之所以很多人的晚期肿瘤被治愈，就是因为将肿瘤细胞数量消灭到35亿左右后，再通过各种手段压住肿瘤干细胞并将免疫功能恢复到患肿瘤之前的状态。这时候残留肿瘤细胞的数量和机体免疫功能实际上已经达成了一个新的平衡状态。而这种平衡状态，在分子靶向治疗的时代，你如果有能力、有信心去努力，在医生的帮助下是完全可以争取实现的。也就是说，到那时你的机体与肿瘤已经成了长期和平共处的双方，而这种状态经过努力完全可能持续一辈子。

分子靶向治疗是近年来的新生事物。由于科学家们发现了很多癌基因能驱动肿瘤的生长，因此就把它们叫作驱动基因。可喜的是也有很多新药能针对这些基因起到抑制作用，有效率都能在50% ～ 70%，

控制率都能达到80%～95%，均远远超过化疗。目前临床常用的分子靶向药物也已经有十几种。即使没有驱动基因存在的肿瘤，用一些影响微环境的靶向药物把它们的信号传导通路阻断，也能配合放化疗作战而大大提高它们的疗效。

国际上有资料显示有些老人去世时不是因为肿瘤死亡，而是因为糖尿病、心血管疾病等原因。但在做尸检时却发现这些老人中很多人患有乳腺癌、前列腺癌等恶性肿瘤，但他们并不是死于癌症，而是死于其他疾病，这些人体内的癌细胞恰恰处于35亿左右的数量。这说明什么问题呢？说明他们生前有能力长期与这些癌症抗衡，达到一辈子和平共处的目的。在当代高科技发展的分子靶向治疗时代，就更具有做到这点的物质基础了。展望未来，让谈癌色变即将变成历史吧。

防治肿瘤，从改变自己做起

唐平章，著名头颈肿瘤外科专家，主任医师，中国医学科学院肿瘤医院前院长

说起肿瘤，大家心里不免咯噔一下，说是"谈癌色变"恐怕也不为过吧。虽然目前对肿瘤的诊治水平已经有很大提高，总体上一半以上的恶性肿瘤患者能够被治愈，但离彻底攻克它还有很长的路要走。下面结合我个人30余年的临床经验，就肿瘤预防、诊治谈一些自己的看法。

肿瘤有恶性和良性之分，良性肿瘤一般不会对生命造成太大损害，恶性肿瘤也就是我们通常说的癌症。癌症是人体生长到一定时机体细胞发生转化引起的肿瘤，生长不受限制而且容易出现转移，即使治疗后也可能复发。癌症病因复杂，其发生有些协同因素，它们或单独引起或加速癌症的发生。这些因素包括烟酒刺激、电离辐射、不当的生活方式和饮食习惯等。预防癌症的第一步就是减少这些因素的刺激。如吸烟可引起口腔癌、喉癌、肺癌等多个脏器肿瘤，过量饮酒可引起口腔癌、下咽癌、食管癌等，而长期食用腌制食品和食管癌的发生关系密切。特别是大量烟酒刺激，临床上可见有的患者每天喝半斤到一斤酒，吸 1～2 包烟。下咽和食管黏膜在长期刺激下发生病变导致癌症的多点发生。电离辐射虽然普遍存在于我们生活当中，如医院的 X 线检查、CT、核素扫描、家庭装修中的不合格石材等，我们也基本上不会想到过多接触会对自身造成什么影响，但甲状腺癌、白血病的发生与它的确有明显关系，尤其是对胎儿、儿童影响最大。1986年，苏联切尔诺贝利核事故就是个例证，事故发生后的二十年间，该地区周边儿童的甲状腺癌发生率升高了几十倍。还有不良的饮食习惯，如吃饭太快、经常吃烫的食物、偏食、不爱吃水果等，均会对上消化道黏膜产生不良影响。预防癌症，还要保持健康向上的生活态度，经常锻炼身体，培养乐观的心态。积极乐观的情绪可以调节因压力而分泌的皮质醇和肾上腺素等激素的水平，增强机体免疫力。而有积极乐观心态的人身心更健康，死于心血管疾病的概率更低，肺部功能也更健全。预防癌症，应当定期体检，做到早诊、早治。有些癌症也有一定遗传性和家族性，癌症患者的子女较普通人得癌的概率更大，因此应当定期筛查，发现后尽早处理，治疗效果也会比较理想。

如果已诊断明确是癌症，应当如何应对呢，有四点建议提供给大家：

首先，建议初次就诊患者应当在有肿瘤治疗经验的正规医院就诊，切莫病急乱投医。肿瘤的初次治疗十分关键，但由于国内医疗条件地区差异较大，不规范治疗屡见不鲜，患者可能因此而遭受多次治疗的苦痛，疗效一次比一次差。此外，误信游医、偏方、小广告，这些常常含有"包治""不用手术、放化疗""即刻缓解痛苦""祖传秘方"等诱人宣传，经常散布于医院周围，不仅给上当者造成巨大经济损失，更重要的是贻误最佳治疗时机，早期变晚期，能治疗的变成不治之症。目前治疗肿瘤的主要方法包括手术、放疗、化疗、分子靶向治疗等，主要根据患者的个体状况，肿瘤的部位、类型、分期采用不同的治疗方法。如早期喉癌可采用单纯手术、单纯放疗或激光治疗的方法，而晚期喉癌应用手术和放疗相结合的综合治疗；绝大部分甲状腺癌可单纯手术治疗，无需放化疗，如病变侵犯广泛时可在甲状腺全切除后行 ^{131}I核素治疗。不同肿瘤均有一定的诊治规范，我院的综合查房制度更加保证这些患者得到个体化、科学、合理和有效的治疗方案。综合查房制度是我院针对复杂、疑难或需要多学科共同讨论的病例，召集包括外科、放疗科、肿瘤内科、诊断科、病理科医师一起研讨确定治疗方案的查房制度，特别是针对像下咽癌、乳腺癌、肺癌等这些需要多学科综合治疗的病种，在查房过程中确定患者的肿瘤范围、手术切除范围、功能重建方法、放化疗时机，等等，使得患者在开始治疗前就确定了完整的治疗方案。

其次，肿瘤患者治疗时应做好家庭内部计划，安排好人员和经济保障。治疗肿瘤时间短则一两周，长则数年，通常为1～2个月。治疗时应安排好家人进行照顾和护理，家人的陪伴和呵护也是对身心遭受癌症折磨患者的一种安慰。虽然说现在来看病不至于砸锅卖铁、出卖房子家当，全民医保也覆盖了中国90%以上的人口，但治疗肿瘤的费用在几千至数百万不等，诊断措施有廉、有贵，一些化疗药物每个疗程都在几万以上，对一个普通家庭也是一笔不小的花销，因癌致贫常有发生，所以应当根据患者家庭经济状况量力而行，不要影响家庭其他成员的基本生活保障，医生们也会根据患者家庭的实际情况制订相对合理的诊治方案。

再次，肿瘤患者治疗后应坚持定期复查，肿瘤治疗失败50%以上是因为复发引起，而复发多在治疗后的5年之内，部分复发患者还可通过治疗达到根治效果，因此建议治疗后1～2年内每3个月复查1次，2～5年内每半年复查1次，5年以上的患者每年复查1次，坚持严格的复查制度是提高治疗效果的另一保证。

最后，对于某些特定肿瘤，肿瘤患者应习惯和学会与瘤共存，调整心态，提高生活质量。临床表现最突出的是结节性甲状腺肿（良性），目前甲状腺肿瘤的发病率全世界都在升高，特别是结节性甲状腺肿，由于其生长缓慢，可以几年甚至几十年缓慢生长，对患者的生活及工作影响不大，而手术治疗又不易彻底切除，还存在复发可能，因此临床目前均建议观察，不必要手术。患者应该调整心态，做到和肿瘤"和平共处"。另外，还有一些特殊类型的肿瘤，如腺样囊性癌，容易出现远处转移，也是生长缓慢，对放化疗并不敏感，临床上尚没有行之有效的治疗措施，但肿瘤的发展非常缓慢，这段时间非常长，因此患者应当学会坦然面对，提高这段生活质量，千万不要自己吓唬自己。

总之，肿瘤的防治都必须从改变自己做起，谚语说"自助者，天助之"也就是这个意思，不仅要保持乐观向上的心态，健康良好的生活方式，尽量节制烟酒等不良刺激，更要在患病后保持清醒的头脑，做好长期抗癌的准备，在正规的医院制订科学合理的治疗方案，并定期随访。相信这些措施一定能达到目前最好的治疗效果！

勇气创造奇迹　科学铸造明天

赵平，著名腹部肿瘤外科专家，主任医师，全国政协委员，中国医学科学院肿瘤医院前院长

刘先生是一位优秀的教师，他培养的学生可谓桃李满天下。然而，这位受人爱戴的人却突遭横祸，使他陷入苦难之中。某年过生日，一杯酒下肚，刘先生感到胃部灼痛。他的一个学生安排他去一家医院做检查，这位学生是这家医院的院长，为老师跑前跑后。做胃镜时发现老师的胃窦部有溃疡，活检病理证实是腺癌。尽管她没有告诉老师真相，刘先生还是从那张苦笑的脸上发现了破绽。刘先生偷偷从病例中看到那些可怕的字眼，犹如晴天霹雳，晕倒在医院。他不能相信自己得了癌症，他一生没有做过坏事，也没有休过一天病假，怎么会"突然得了癌症？"一定是医院搞错了。他又去了几家医院，医生们都说第一家医院的诊断是准确的。刘先生顿时觉得世界马上陷入黑暗与恐怖之中。尽管家人苦苦相求、相劝，朋友送来的补品堆满房间，刘先生还是惶惶不可终日，茶饭难进。他有时觉得如果不吃饭也许会饿死肿瘤，他整天抱着肿瘤书籍苦苦探寻，祈望找到治疗癌症的绝招。然而，他却始终没有听从医生的劝导去做手术治疗。表姐告诉他，"癌症一做手术就会扩散全身。你姐夫要是不做手术也不会死的

那么快！"肿瘤医院门口有不少"热情的人"推荐治疗癌症的祖传秘方，他们许诺包管治好刘先生的病，还向他出示已经治愈癌症患者的心得体会。刘先生彻底迷茫了，在困惑中花掉几万块钱也没有觉得见效。有个得甲状腺癌的同学已经活了5年，在他的劝导下，刘先生去青海的一个寺庙求助保佑，据说不少癌症患者喝了那里的"圣水"后癌症消失了。折腾了几个月，有一天刘先生发现大便呈柏油状，同时他感到心慌、气短，家人看他面色苍白，出冷汗，把他送进医院，送进手术室。手术中发现胃癌已经扩散，并转移到肝脏。最佳的治疗时机不幸被错过了。

导医的忠告：癌症的发病率受社会发展的影响在继续上升，尤其是人口老龄化和工业化进程导致癌症的新发人数与年俱增。当我们不幸患了癌症，重要的是不能被吓倒。癌症是可以治愈的，世界卫生组织提出40%的癌症通过早诊、早治可以治愈，可以长时间生存。因此，癌症不等同于死亡。刘先生如果得知患高血压、糖尿病，他不会面临天崩地裂的恐惧，更不会丧失理智乱投医。然而值得注意的是，现在癌症已经正式被列入慢性非传染性疾病的系列，说明许多人认为得了不治之症，被死亡的阴魂吓破了胆。美国发现在尸检时许多人患有癌症，生前没有症状或没有被诊断，说明即使身体内有肿瘤，与瘤共存也不是天方夜谭。癌症是恶魔，但是与其被吓死，不如抗争求活。最近几十年，恶性肿瘤的诊治有跨越式进步，放射治疗设备的进步使恶性肿瘤的放射更加精确和有效；放射治疗的治愈率不断提高。肿瘤内科治疗也努力规避化疗对于全身的副作用；靶向治疗的效果不断创造出惊人的奇迹。外科手术仍是肿瘤治疗的首选方案，外科对器官的人文保护使许多患者减少残疾和心理伤害。多学科的综合治疗使治疗的方案更加合理、更加有效。作为肿瘤专科医生，我们可以说许多肿瘤已经能够治愈。虽然，对于刚刚发现肿瘤的患者，医生常常按家属的意愿用善意的"谎言"掩饰病情真相；但是并不等于医生失去治愈的信心；我们的经验不仅可以让许多患者得到长期的生存，而且我们已经关注到肿瘤患者的生活质量。保留乳房的乳腺癌手术、保留肛门的直肠癌手术都已经在临床广泛应用。微创治疗也大大减少患者的创伤而达到治疗的效果。北京的抗癌乐园有上万名会员都是癌症患者，他们不仅一起抗争癌症，而且他们还组织文艺活动、体育锻炼改善身体机能，调节心理状态，使越来越多的肿瘤患者赢得生存，也享受了生存的质量。抗癌是一场没有硝烟的战争，争取活下去，能够赢取第二次生命的人就是英雄。勇气创造奇迹，科学铸造明天。